大 医 释 问 丛 书

一本书读懂
化妆品皮肤病

主编　王西京

中原农民出版社

· 郑州 ·

图书在版编目（CIP）数据

一本书读懂化妆品皮肤病／王西京主编．—郑州：中原农民出版社，2019.6

（大医释问丛书）

ISBN 978－7－5542－2070－2

Ⅰ．①一… Ⅱ．①王… Ⅲ．①化妆品－接触性皮炎－基本知识 Ⅳ．①R758.22

中国版本图书馆 CIP 数据核字（2019）第 086548 号

一本书读懂化妆品皮肤病

YIBENSHU DUDONG HUAZHUANGPIN PIFU BING

出版社：中原农民出版社

地址：河南省郑州市郑东新区祥盛街 27 号 7 层　　**邮编：**450016

网址：http://www.zynm.com　　　　**电话：**0371-65751257

发行：全国新华书店

承印：新乡市豫北印务有限公司

投稿邮箱：zynmpress@sina.com

策划编辑电话：0371-65788677　　　　**邮购热线：**0371-65713859

开本：710mm×1010mm　　　　　1/16

印张：6

字数：82 千字

版次：2019 年 8 月第 1 版　　　　**印次：**2019 年 8 月第 1 次印刷

书号：ISBN 978－7－5542－2070－2　　　　**定价：**24.00 元

编委会

内容提要

........~~~........

化妆品是现代人特别是女性的生活必需品。每位女性都会化妆，但是未必都能够正确化妆。由于化妆品使用不当而产生的化妆品过敏及相关问题比比皆是，给女性造成了很多的烦恼和困惑。

为帮助广大女性了解化妆品过敏及相关问题，特请长期从事化妆品相关疾病研究、临床经验丰富的皮肤科专家，从大家最关心、最常见的问题中选出最具代表性的，用通俗明白的语言进行解答。全书详细介绍了化妆品皮肤病的基本知识、发病过程、临床表现、诊断标准、鉴别诊断、治疗对策、预防和护理，以及相关不良事件、化妆误区等内容。

期望本书的问世，能帮助广大读者了解到更多化妆品知识，预防化妆品过敏，更好维护皮肤健康，创造美丽人生。

目 录

基本知识

发病过程

临床表现

诊断标准

鉴别诊断

相关不良事件

治疗对策

预防和护理

化妆误区

基本知识

 什么叫化妆?

提起化妆,每一个现代人都不会感到陌生。因为在你的家人和朋友中间,总有许多人在化妆,特别是那些爱美的女性。

化妆,是一种传自远古、走向未来的美容技术。具体地讲,化妆就是指运用化妆品及相关工具,采取合乎规则的步骤和技巧,对人体的面部、五官及其他部位进行渲染、描画、整理,以增强其立体印象、调整形色、弥补缺陷、激发神采,从而达到提升视觉美感的目的。

化妆,能够表现出人物特有的自然美,能够改善人物原有的"形""色""质",增添其美感和魅力;同时,化妆作为一种艺术形式,能够呈现给人们一场视觉盛宴,表达一种内心的感受。另外,成功的化妆还能够表现出个人独有的审美情趣,张扬个性,增添魅力,从而能够唤起人心理和生理上的潜在活力,增强自信心,使人精神焕发,甚至有"返老还童"的神效。

 什么叫化妆品?

化妆品,就是用来化妆,以改善个人容貌和形象的一类产品。

2007 年 8 月 27 日,中华人民共和国国家质量监督检验检疫总局(简称国家质检总局)发布了《化妆品标识管理规定》,其中明确指出,化妆品是指以涂抹、喷、洒或者其他类似方法,施于人体(皮肤、毛发、指趾甲、口唇齿等),以达到清洁、保养、美化、修饰和改变外观,或者修正人体气味,保持良好状态为目的的产品。

总的来说,凡是用于人体皮肤或黏膜,为清洁、美化、增加魅力、改变体表形态、纠正体表气味，或者起保护作用的物质均属于化妆品。随着社会经济的发展及人们审美水平的提高，化妆品的使用更是日益广泛，化妆品与每个人的生活都有着或多或少的联系。

 化妆品的主要成分有哪些?

现代社会，化妆品已经成为人们的生活必需品。特别是对于爱美的女性来说，其重要性不言而喻。那么，化妆品是一种什么样的东西？化妆品是由哪些物质组成的呢？

通常，化妆品是由多种化学物质所组成的。化妆品的主要成分包括基质和辅料两种类型。其中，基质包括油脂、蜡、滑石粉、水、有机溶剂（如乙醇、甲苯）等。辅料包括乳化剂、助乳剂、香精、色素、防腐剂、抗氧化剂、营养成分等。

 按用途来分，化妆品有哪些类型?

众所周知，化妆品种类繁杂，数目可以千万计，足以让人眼花缭乱。因此，就很有必要对化妆品进行分门别类，以便于人们因时、因地、因人而异，选择适合自己的化妆品。按照对人体的作用，化妆品可以分为以下5大类型。

☺ 护肤类，包括润肤霜、护肤霜、冷霜、珍珠霜、雪花膏等。

☺ 益发类，包括护发素、发胶、摩丝、生发剂等。

☺ 美容修饰类，包括爽身粉、胭脂、唇膏、眉笔、睫毛膏、指甲油、面膜等。

☺ 香水类，包括香水、花露水等。

☺ 具有特殊用途的化妆品，如以脱毛、美乳、除臭、祛斑、防晒、烫发等为目的的产品。

 化妆品的安全性如何?

近年来，随着社会经济的发展和生活水平的提高，人们对自身形象的关注度愈发高涨，化妆品的应用也日趋频繁。与此同时，由化妆品所引发的安全问题也日益受到人们的重视和关注。

随着化妆品种类和功能的不断增加，对于每天在脸上涂抹几十种化学物质的女性来说，安全问题变得尤为重要。

面对质量参差不齐的化妆品，越来越多的人选择名牌产品。其实所有化妆品都含有复杂多样的化学成分。因此，我们需要再一次提醒爱美的人们，"美丽背后有风险"！

 化妆品使用的安全风险有哪些?

近年来，由化妆品引起的不良事件时有发生，引起了管理部门和相关学者的重视。经研究发现，使用化妆品存在的安全风险包括以下几点。

（1）刺激性：化妆品通常含有酸性、碱性化学成分，以及表面活性剂等，这些化学物质在作用于皮肤、黏膜之后，可能会引起刺激性的皮肤损害，如刺激性接触性皮炎、光毒性接触性皮炎等。

（2）致敏性：由于化妆品内存在潜在性致敏物质，就有可能导致部分消费者发生过敏反应。对于特定的化妆品，多数人使用之后不会有异常反应，可是对于过敏体质的人来说，就有可能出现异常情况，比如变应性接触性皮炎、光接触性皮炎等。

（3）致毒性：化妆品含有多种化学物质，通常情况下，其毒性很低。但是，由于某些不法商家出于趋利目的，在化妆品中违规添加某些限用或禁用成分，就会导致化妆品的毒性大幅增加，从而对人体造成危害。

（4）微生物感染：通常在化妆品的原料中，含有较多的蛋白质、维生素、油脂和水分等，这就为致病微生物生存提供了充足的营养。尽管在化妆品生产过程中，添加了一些防腐剂，但其作用是有限的。在化妆品的生产和使用过程中，仍然存在微生物污染的风险，从而导致皮肤感染发生。

 消费者的哪些行为可能引发化妆品安全事件?

化妆品安全事件，一方面是由于化妆品安全方面的隐患所致，另一方面也是由消费者方面的原因造成的。

比如患者自身属于过敏体质；选择的化妆品对自己不合适；在使用化妆品之前未详细阅读产品说明书，或者使用化妆品之前未做相应的皮肤敏感试验；出现不适之后未能及时停用可疑化妆品并到正规医院就诊。此外，新产品不断被推出，新问题不断出现，消费者相关知识贫乏，自我保护能力差，也是化妆品安全事件增多的原因。

因此，消费者需要不断提高安全意识和自我保护意识，了解化妆品基本知识，通过正规渠道购买化妆品，合理使用化妆品，才有可能减少或避免化妆品安全事件的发生。

 化妆品怎么会有"毒"呢？

通常情况下，人们眼中的化妆品是一种"高、大、上"的存在。众多美女不惜重金大量购买，自然有她们的理由。化妆品怎么会有"毒"呢？

一般来讲，化妆品对绝大多数使用者来说是安全的。任何一种正规的化妆品上市之前，都要经过安全性、有效性等一系列产品质量检测试验。但是，由于某些不法商家非法添加限用、禁用成分，导致了化妆品毒性的增加，从而对人体造成危害。而且在现实生活当中，这种现象并不少见。

比如，长期使用含有超标重金属毒物的化妆品，会使体内重金属蓄积，从而导致毒性反应。将汞及其化合物添加到美白、祛斑类产品中，长期使用此类产品的消费者可能会出现肾脏、肝脏和脾脏的损伤。而添加砷及其化合物的化妆品，长期使用则可能会引起皮炎、色素沉着、脱发，甚至皮肤肿瘤等。

对于化妆品原料，我国制定了相关的规定，对禁止使用的化妆品原料有着明确的要求，但不乏不法商家出于利益驱动而进行非法添加。

 化妆品能引发哪些健康问题？

化妆品种类繁多，成分日趋复杂，因此，由使用化妆品引起的各类皮肤不良反应，如接触性皮炎、光敏反应、色素沉着、痤疮、唇炎等状况日益频发。

化妆品对人体造成的最直接的危害就是皮肤损害。皮肤接触的时间越长，损伤的程度越重。眼部周围皮肤比其他部位敏感，就更容易受到伤害。另外，损伤程度还与产品的酸碱度、挥发性以及个体的敏感性有关。常见的皮肤损害有化妆品接触性皮炎、化妆品痤疮、化妆品甲损害等。

 哪些情况属于严重化妆品不良反应?

严重化妆品不良反应，是指化妆品所引起的皮肤及其附属器的重度损伤。其损伤面积较大，损伤程度较深，并可伴发其他组织器官以及全身性的身体损害。主要包括以下几类:

☽ 导致机体一过性或永久性功能丧失，影响使用者正常的人体功能和社会功能，如残疾、毁容、失明等。

☽ 全身性损害，如败血症、肾功能衰竭等。

☽ 先天异常，引起胎儿畸形，或新生儿发生严重的功能损害。

化妆品引起的不良反应十分严重的，会危及生命，甚至导致死亡。化妆品引起的其他严重损害，需要进行住院治疗。

 何谓化妆品群体不良事件? 该如何处理?

化妆品群体不良事件，是指同一化妆品(同一生产企业的同类型化妆品)在使用过程中，在相对集中的时间内，对一定数量人群(一般反应10人及以上，严重反应3人及以上)的身体健康和生命安全造成损伤或者威胁，需要予以紧急处理的事件。

依照化妆品不良反应报告处置流程，医疗机构、生产经营企业等基层单位在发现化妆品群体不良事件之后，应立即通过电话或传真等方式，报告所在区域省级食品药品监督管理局和省级化妆品不良反应监测机构，同时填写"化妆品群体不良事件基本信息表"，个例还应及时填写"化妆品不良反应报告表"，上报设区的县级或市级化妆品不良反应监测机构。并且，需要采取必要的控制措施，配合监管部门对化妆品群体不良事件进行调查和处置。

12 什么是化妆品皮肤病？

化妆品皮肤病，又称化妆品皮炎、化妆品不良反应，是指人们在日常生活中因使用化妆品而引起的皮肤及其附属器的病变。这类皮肤病可有多种多样的表现，比如红斑、丘疹、皮肤及黏膜干燥、色素沉着、瘙痒或刺痛等。

近年来，随着我国国民经济的发展，人们的美容护肤需求也在提高，化妆品行业发展迅猛。与此同时，因使用化妆品所引起的皮肤损害现象也急剧增加，化妆品皮肤病已经成为临床上很常见的一类疾病。

13 什么是化妆品皮炎？化妆品皮炎和化妆品皮肤病有何关系？

那天我在皮肤科坐门诊，接诊了一位化妆品皮炎患者。在患者离开之后，进修医生小姬问我："老师，什么叫化妆品皮炎？化妆品皮炎和化妆品皮肤病有什么关系？"

化妆品皮炎，是指和化妆品有关的皮肤炎症。其概念有广义和狭义之分。

广义的化妆品皮炎包括因使用化妆品引起的所有皮肤改变。如化妆品刺激性接触性皮炎、化妆品变应性接触性皮炎、敏感性皮肤和化妆品不耐受、化妆品皮肤色素异常、化妆品光感性皮炎、化妆品毛发损害以及化妆品甲损害等。目前这类疾病被统称为"化妆品皮肤病"。

狭义的化妆品皮炎仅指化妆品变应性接触性皮炎和化妆品刺激性接触性皮炎，通常我们所说的化妆品过敏是指化妆品变应性接触性皮炎。

最后我告诉小姬，刚才那位患者，是化妆品光感性皮炎，既属于广义的化妆品皮炎的范畴，也属于化妆品皮肤病的一种类型。

14 化妆品皮肤病包括哪些类型？

化妆品皮肤病是一组具有不同临床表现、不同诊断和处理原则的皮肤黏膜疾病。1998 年 12 月 1 日，由国家技术监督局和国家卫生部联合发布的《化妆品皮肤病诊断标准及处理原则》，在全国范围内正式实施。这份文件规定，化妆品皮肤病包括化妆品接触性皮炎、化妆品光感性皮炎、化妆品痤疮、化妆品皮肤色素异常、化妆品毛发损害、化妆品甲损害等6种类型。

后来，随着我们对化妆品皮肤病认识的不断加深，化妆品不耐受、化妆品唇炎、化妆品接触性荨麻疹、激素依赖性皮炎等，也被纳入化妆品不良事件的监管范围。

 化妆品皮肤病更偏爱哪些人？

2004～2015年，国家卫生和计划生育委员会曾在全国18个省的21家医院，设置了监测哨点，对化妆品皮肤病发病率进行统计。发现此类疾病在人群分布上有以下特点：

♡ 发病人群以女性为主，占总报告人数的95.40%。

♡ 年龄分布以20～44岁年龄段的中青年人为主，平均年龄为31岁。

♡ 学历分布以中高学历为主，大专和本科学历者占总报告人数的44.69%。

这个结果与其他国家和地区所报道的调查结果基本相同。究其原因，这可能与中青年女性过多使用化妆品有关。

 哪些化妆品更容易导致皮肤病？

2004～2015年，国家卫生和计划生育委员会曾组织全国多地多家医院对化妆品不良反应即化妆品皮肤病进行监测，并对消费者投诉情况进行了统计。

投诉的化妆品种类主要为护肤类产品，占总投诉量的56.55%。其他排名前5位的依次为抗皱类、保湿类、精华类、防晒类和彩妆类产品。

监测结果表明，10年里进口类化妆品投诉发生率所占比重已经超过国产化妆品。而在2003年5城市监测结果中进口类化妆品仅占28.28%。这可能与进口类化妆品的使用人数逐渐增多有关，同时也提醒我们，进口类化妆品的安全性同样不容忽视。

外界物质是如何进入人体的?

化妆品，通常需要涂布于身体的皮肤黏膜表面，通过渗入皮肤而发挥其应有的作用。那么，化妆品的成分是如何进入人体的呢?

皮肤对外界物质的吸收，主要是通过角质层和皮肤附属器来实现的。

其中，角质层是皮肤吸收外界物质的重要通道。角质层的厚薄、完整性和通透性，都会直接影响到皮肤对外界物质的吸收能力。

不同部位的皮肤对物质的吸收能力也大不相同。不同部位皮肤的吸收能力，依从大到小顺序，一般是阴囊＞前额＞大腿屈侧＞上臂屈侧＞前臂＞掌跖。从吸收的物质看，维生素 C、维生素 B 属水溶性物质，很少被皮肤吸收。

皮肤附属器对外界物质的吸收仅占 10%，主要为一些较难通过角质层屏障的大分子物质或离子型物质。比如，维生素 A、维生素 K 等脂溶性物质就可以经毛囊、皮脂腺吸收。

 为什么说皮肤是人体最大的器官?

大家都知道皮肤是什么，但皮肤对于我们的身体有多重要，大家却不一定清楚。

皮肤是人体面积最大的器官，它位于我们身体的表面。一个成年人，他的皮肤总面积为 1.2 ～ 2.0 平方米；刚出生的新生儿，其皮肤总面积为 0.21 平方米左右。

皮肤也是人体最重的器官之一，占总体重的 16%。如果你的体重为 60 千克，那么，你的皮肤就要占 9.6 千克。大家知道，在人体的五脏六腑当中，肝脏是很大的一个内脏器官，而皮肤的重量约相当于肝脏的 3 倍。因此说皮肤是人体最大的器官，那可是一点也不含糊。

因为年龄、部位不同，皮肤的厚度也很不一样。人体皮肤最厚的部位是手掌和脚掌部，约为 4 毫米，所以这些部位对摩擦有很强的耐受力。人的面部皮肤较薄，尤其是眼睑部最薄，只有 0.5 毫米左右。因为薄，弹性又差，就容易产生皱纹，也就是资深美女最担心的鱼尾纹。

皮肤的组织结构有哪些特点?

化妆品皮肤病的发生、发展与转归，与皮肤的局部解剖结构有着十分密切的关系。

皮肤由表皮、真皮和皮下组织三部分组成。

表皮主要由角质形成细胞和树枝状细胞两类细胞组成。角质形成细胞，是表皮层的"主力军"。由深层到表层，表皮可分为基底层、棘层、颗粒层、透明层和角质层5层，其中，透明层仅存在于掌跖部位。树枝状细胞则属于表皮层中的"杂牌队"，包括黑素细胞、朗格罕细胞、麦克尔细胞、未定型细胞4种，可分布在皮肤各层，各自发挥其独特的功能。

真皮由胶原纤维、网状纤维和弹力纤维以及细胞和基质构成。其内含有许多的神经末梢（或触觉小体）、血管、淋巴管、肌肉和皮肤附属器等结构。皮肤附属器包括毛发、皮脂腺、大小汗腺和指（趾）甲等。一些大分子物质、脂溶性物质可以通过毛囊、皮脂腺等附属器进行吸收。

皮下组织由疏松结缔组织和脂肪小叶构成，其上接真皮，下与筋膜、肌肉腱膜或骨膜相连。皮下组织具有连接、缓冲机械压力，储存能量、维持体温等作用。

 根据性质的不同，可将皮肤分为哪些类型?

根据不同的物理特性，可将皮肤分为干性皮肤、油性皮肤、中性皮肤、混合性皮肤和敏感性皮肤5种类型。

（1）干性皮肤：皮肤比较白皙，毛孔不太明显，皮脂的分泌量较少而且比较均匀。但这类皮肤也有缺点，比如不够柔软光滑，缺乏应有的弹性和光泽；皮肤细嫩，经不起风吹日晒；常因环境变化和情绪波动而出现问题；容易起皮屑，在冬季容易发生皲裂和出现紧绷感。

（2）油性皮肤：皮肤毛孔粗大，皮脂分泌较多，看起来显得很油腻，容易长丘疹、粉刺和脓头。多见于青壮年，皮肤通常为淡褐色、褐色，甚至铜红色。我们常说的"油腻中年男"就属于这种类型。

（3）中性皮肤：皮脂分泌适中，皮肤不干不油，无痘无斑，不粗糙，不过分油腻，对外界刺激也不敏感，看起来娇嫩，触之柔软、光滑而富有弹性，是比较理想的皮肤类型，但很少见。多为青春期前的少年男女，也就是我们常说的"小鲜肉"。

（4）混合性皮肤：其颜面不同部位的皮肤表现出不同的特性，通常额头、鼻子、下颌处皮脂分泌旺盛，这些部位被称为"颜面T形区"，但面颊部皮脂分泌却比较少，为干性或中性。

（5）敏感性皮肤：通常这类皮肤是"容易受伤的皮肤"。这类皮肤较白，毛孔较细，面颊部常常有红血丝；很容易因饮食、身体状况、情绪及环境因素、护肤不当而出现"状况"，比如皮肤干燥、发红，甚至起红斑、丘疹或脱屑，有灼热感，刺痒。

21 什么样的皮肤最美？

通常，健美的皮肤具有肤色红润、有光泽、细腻而富有弹性等特征。但不同的民族，不同的历史阶段，会有不同的审美观。如黄种人的皮肤以黄里透红为美，白种人的皮肤以白里透红为美，黑种人则以棕褐色为美。

在同一种族内的个体之间，因为性别和生活方式不同，皮肤颜色也有差异。通常男性的肤色要比女性深一些，成人的肤色要比儿童深一些。即使是同一个人，体表的不同部位颜色也有所不同。一般是身体的背侧肤色比腹侧深，四肢伸侧肤色比屈侧深。在人体表面，肤色最深的是乳头、阴囊等处，肤色最浅处是四肢的掌趾部位。

发病过程

 谁是引发化妆品皮肤病的"祸首"？

引发化妆品皮肤病的"罪魁祸首"不只化妆品本身，有时候"另有其人"。引发化妆品皮肤病的常见因素包括：

☽ 化妆品成分中的刺激性物质和致敏物质，如香料、防腐剂、乳化剂、抗氧化剂、防晒剂、植物添加剂等。

☽ 局部皮肤屏障功能受到破坏，失去了对皮肤的保护能力。

☽ 不良商家违法添加违禁成分，或者限用成分浓度超标。

☽ 其他原因，如患者为敏感体质，或患有其他导致皮肤敏感的皮肤病。

 化妆品皮肤病通过哪些环节发病？

化妆品种类繁多，成分各异，化妆品皮肤病的发病过程也各不相同。主要包括以下几种情况：

（1）刺激性反应：由化妆品直接接触皮肤黏膜所引起的损伤，是一种细胞毒反应，可见于化妆品引起的刺激性接触性皮炎。

（2）变态反应：系化妆品成分在接触部位启动的由细胞介导的超敏反应，常表现为变应性接触性皮炎及变应性接触性唇炎等。

（3）光敏反应：可分为光变态反应和光毒反应，并以光变态反应为主，主要表现为化妆品光感性皮炎。

另外，还有致痤疮样效应、致色素异常作用等，能引起化妆品痤疮、化妆品皮肤色素异常。

什么叫过敏反应？

我们在生活中，常常看到有的人在进食鱼、虾、蟹等食物之后，会发生腹痛、腹泻、呕吐，或是皮肤剧烈瘙痒；有的人在吸入花粉或尘土之后，会发生鼻炎或哮喘；有的人在注射某些药物之后会发生休克等。这些都是过敏反应的表现。

过敏反应，又称变态反应，是指已产生免疫能力的机体，在再次接受相同抗原刺激时，所发生的组织损伤或功能紊乱的反应。这种反应的特点是发作迅速、反应强烈，消退也较快。通常过敏反应不会破坏组织细胞，也不会引起严重的组织损伤。

过敏反应一般会有明显的遗传倾向和个体差异。

 过敏原是怎样一类物质？

能够诱发过敏反应的抗原物质被称为过敏原。常见的过敏原有 2 000～3 000 种，医学文献记载接近 2 万种。它们可以通过吸入、食入、注射或接触等方式使机体发生过敏反应。常见的过敏原包括：

（1）吸入性过敏原：如花粉、粉尘、螨虫、动物皮屑、油烟、油漆、汽车尾气、煤气、香烟、冷空气、雾霾等。

（2）食入性过敏原：如牛奶、鸡蛋、牛肉、羊肉、海（河）鲜、动物脂肪、异体蛋白、乙醇、抗生素、消炎药、香油、香精、葱、姜、大蒜以及一些蔬菜、水果等。

（3）接触性过敏原：如冷空气、热空气、化妆品、紫外线、辐射、化纤用品、塑料、金属饰品（项链、耳环等）、细菌、霉菌、病毒、寄生虫等。

（4）注射性过敏原：如青霉素、链霉素、干扰素、异种血清等。

（5）自身组织抗原：精神紧张、微生物感染、电离辐射、烧伤等生物、理化因素，可以刺激人体自身的组织结构，使之发生改变，从而形成可激发自身免疫活动的物质，这种物质就叫自身组织抗原。

哪些化妆品成分容易对皮肤造成伤害？

化妆品皮肤病的发生，多数与过敏反应有关。因为化妆品中的某些成分，可以刺激皮肤细胞，使其产生抗体，从而引发过敏反应。在目前的市场上，多数化妆品的制造都需要用化学原料，其中，乳化剂、香料、色素、杀菌剂、防腐剂等添加剂对皮肤的伤害最为明显。比如：

（1）油脂：虽然能保持皮肤湿润，抵抗外来刺激，但是也会阻止皮肤呼吸，导致毛孔粗大，引发皮脂腺功能紊乱。

（2）乳化剂：会破坏皮肤组织结构，导致皮肤敏感性增高，并有较强的致癌性。

（3）色素：容易造成色素沉着，导致皮肤色斑形成。

（4）香料：具有较强的致敏性，极易引发过敏反应。

（5）杀菌剂：在杀死有害细菌的同时，也会杀灭对人体有益的细菌，从而降低皮肤自身的防护功能。

（6）防腐剂：能产生100%的活性氧，是导致皮肤老化的关键因素。

 导致化妆品过敏的主要原因有哪些？

目前化妆品种类繁多，新品不断推出。不同种类的化妆品引起过敏反应的原因也各不相同。出现化妆品过敏反应的主要原因有以下几种。

☺ 在原有皮炎、湿疹的基础上使用了化妆品。

☺ 多种不同的化妆品混合使用。

☺ 使用劣质、"三无"化妆品。

☺ 使用化妆品的方法不正确。

其中，化妆品痤疮、化妆品光感性皮炎及化妆品皮肤色素异常，主要与消费者选用化妆品不当有关。

化妆品皮炎是如何发生的？

化妆品，包括各种洗发剂、染发剂、护肤霜、洗面奶、指甲油等，都是化学合成品。它们既具有保护和美化人体的功能，也会释放出各种有害物质，对人体皮肤造成刺激，有的还会引起皮肤红斑、肿胀、丘疹、瘙痒、刺痛等病症，这种情况即为"化妆品皮炎"。

化妆品是由多种色素、香料，以及防腐剂、杀菌剂等原料加工而成，有些特殊用途的化妆品中还要加入育发、染发、烫发、美乳、健美、除臭、祛斑和防晒等成分。有时，这些成分可直接刺激皮肤，或者引起皮肤过敏反应，从而出现化妆品皮炎相关表现。

 化妆品接触性皮炎是怎样发病的？

化妆品接触性皮炎是最常见的化妆品皮肤病之一，其发生率占化妆品皮肤病总发病率的 70% 以上。化妆品接触性皮炎通常可分为刺激性接触性皮炎和变应性接触性皮炎两种类型。其中，刺激性接触性皮炎占绝大多数。

☽ 刺激性接触性皮炎，是指外界物质通过非过敏性反应过程，直接造成的皮肤局限性炎症。这种炎症的轻重同化妆品的刺激强度、接触时间以及皮肤的防护功能强弱有着密切关系。

☽ 变应性接触性皮炎，是指外界物质作为过敏原，通过过敏反应过程所引起的皮肤炎症，通常只有少数人接触此类物质会发病。由于这些物质本身并无刺激性，多数人接触之后不会发病。

 哪些成分能引起化妆品光感性皮炎？

化妆品光感性皮炎，是由化妆品中某些成分和光线共同作用所引起的一种炎症性皮肤病。目前其发病率呈逐渐增高趋势。

在化妆品中，光敏感物质常常存在于防腐剂、染料、防晒剂、香料以及唇膏、口红等产品的原料中。常见的光致敏性成分包括苯酮、对氨基苯甲酸、对甲氧基肉桂酸、葵子麝香、6- 甲基香豆素、柠檬油、檀香油、肉桂醛、甲醛等，此类物质常常能导致化妆品光感性皮炎。

 化妆品光感性皮炎是如何发生的？可分哪些类型？

化妆品光感性皮炎，又称化妆品光接触性皮炎。根据其发病过程和临床表现不同，可分为光毒性皮炎和光变应性皮炎两种类型。

☺ 光毒性皮炎，主要和中波紫外线（波长290～320纳米）照射有关，属于非过敏性反应，由一定强度的光直接作用于化妆品中的光敏感物质，从而引起接触部位的皮肤炎症。

☺ 光变应性皮炎，则主要由长波紫外线（波长320～400纳米）引起，其发生过程中存在免疫性应答反应，也就是过敏反应。

11 哪些化妆品成分能引起皮肤色素异常？

> 张琳是一位30多岁的女教师，最近脸上突然出现了一些灰褐色斑片，以面颊部最为明显。于是，她匆匆来到附近一家医院的皮肤科。医生详细询问了她的发病情况，并仔细地进行了检查，认为她得的病是"化妆品皮肤色素异常"。听了此话，张琳有些茫然，问医生："怎么会出现这些斑呢？"

医生介绍，化妆品皮肤色素异常是常见的化妆品皮肤病之一。此病主要是由化妆品中所含的不纯石油分馏产品、某些染料及感光香料等引起。此类化妆品成分包括苏丹Ⅰ、水杨酸苄酯、依兰精油、卡南加油、茉莉精华油、羟基香茅醛、檀香精油、苯甲醇、肉桂醇、薰衣草精油、香叶草醇、天竺葵油等。

医生说，张琳平时十分注意个人形象，用了许多种类的化妆品。如果化妆品质量不合格，就有可能因为有害成分侵入皮肤，引起皮肤色素异常。

最后，医生给张琳开了一些口服药物，并叮嘱她近期尽量不化妆或少化妆，可以用一些温和、无刺激性的保湿性护肤品。

为什么会发生化妆品皮肤色素异常？

化妆品皮肤色素异常，是一种比较常见的化妆品皮肤病。并且其预后通常比较严重。

研究发现，化妆品皮肤色素异常实质上是一种慢性过敏性炎症。此病可能是由长期、反复接触某些小剂量的致敏物质所引起。致敏物主要包括香料、煤焦油、染料等。目前，由于客观检查手段尚不完善，在某些病例中化妆品的作用尚无法肯定，但结合病史及临床表现综合考虑，仍可首先确定化妆品为主要的致病因素。

根据分析，色素沉着的原因可能包括以下几点：

☾ 皮肤炎症之后的色素沉着。

☾ 化妆品的致色素作用。

☾ 化妆品中含有多种光敏感物质，由此介导的光毒性及光过敏反应可引起继发性的色素沉着。

☾ 在某些化妆品中铅、汞超量，也可能会导致局部的色素沉着。

13 哪些物质可引起化妆品痤疮？

最近，医院皮肤科病区收治了一位40多岁的女性患者，面部长了许多小丘疹和粉刺。在周一查房时，王主任仔细询问病史，了解发病情况，随后指出患者是得了化妆品痤疮。青年医生小石问王主任，化妆品痤疮是由哪些物质引起的？

王主任介绍，患者是一位公务员，平时十分重视个人仪表仪容，每天早晨都要用一个多小时的时间来化妆。每次化妆，都要用许多种类的化妆品。

在这些化妆品中，能导致痤疮发生的物质有很多。主要包括十六醇、蔻酸异丙酯、水杨酸盐、十二烷基硫酸钠、氯化钠、氯化钾、羊毛脂类化合物、棕榈酸酯、可可油、椰子油、油酸异癸酯、棕榈酸异丙酯、月桂酸、十四烷基乳酸盐、棕榈油等。

患者的痤疮，有可能是由化妆品中的某些成分引起的。听了王主任的介绍，小石医生连连点头。

最后，王主任提议给患者进行清痘治疗，配合红蓝光照射。同时叮嘱患者暂停使用油性或粉质的化妆品，注意清淡饮食，少食辛辣刺激性、油腻食物。

 化妆品痤疮是怎样发生的？

化妆品痤疮是一种外源性痤疮，其发病过程可能与化妆品中的某些成分堵塞毛囊、皮脂腺导管口有关系。特别是粉质或油质的化妆品更容易堵塞毛囊、皮脂腺导管口。

由于皮脂分泌通道受阻、排泄不畅，当皮脂、角质团块等淤积在毛囊口时即可形成粉刺，从而为毛囊内寄生菌（如痤疮丙酸杆菌、表皮葡萄球菌）的生长提供良好的条件。皮脂在痤疮丙酸杆菌酯酶的作用下，可分解为游离脂肪酸，后者刺激毛囊及毛囊周围组织，可引起非特异性的炎症反应，加之细菌感染，从而导致化妆品痤疮的发生。

15 化妆品如何引起毛发损害？

近年来，随着生活水平的日益提高，人们对自身形象的关注度也越来越高。美发、护发以及染发、烫发普遍流行，因此化妆品引起的毛发损害，也就越来越多。

化妆品所引起的毛发损害多为物理性及化学性损伤。这种损伤既可能是化妆品的直接损害，也可能是化妆品中某些成分对毛发本身和毛囊结构、功能的破坏。

化妆品中所含成分，如染料、去污剂、表面活性剂、化学烫发剂等，以及发用类化妆品使用方法不当，都可能破坏毛发结构，最终导致毛发的断裂、分叉、脱色、质地变脆、失去光泽、脱落等。

16 为什么指甲周围会出现红肿？

> 丹丹是我中学同学的女儿，前两天在附近的美甲店做了美甲，结果指甲是变漂亮了，但指甲周围却有些红肿，又疼又痒。丹丹打电话问我这是怎么回事？

我详细询问了丹丹做美甲的过程，随后告诉她，指甲周围红肿可能是由于使用甲化妆品引起的。

目前美甲在众多女性特别是青年女性中广泛流行，指甲美容已经成为现代美容化妆的重要组成部分。甲化妆品大体分为三类：指甲修护用品、指甲涂彩用品、指甲卸妆用品。

多数甲化妆品含有有机溶剂、树脂、有机染料以及某些限量化学物质，这些物质大多对皮肤黏膜具有明显的刺激性和致敏性，因此可引起甲板、甲周皮肤的损害。丹丹的情况就是如此，化妆品中的染料成分就可以引起指甲周围组织的炎症。

最后我提醒丹丹，今后不要再做美甲了。如果长期进行美甲，有害物质持续被吸收，还可能危害整个身体的健康。

17 化妆品甲损害是怎样形成的？

化妆品甲损害，是指长期应用化妆品而产生的甲剥离、甲软化、甲变脆和甲周皮炎等甲部病变。

不同化妆品引起甲损害的成分也不一样。常见的成分为甲卸妆油中的有机溶剂和纤维型胶以及甲化妆品中的染料等。这类化合物大多数有一定毒性和刺激性，可导致甲部脱水、脱脂，造成其正常结构的破坏。

另外，甲化妆品中部分物质还具有致敏性，可引起变应性接触性皮炎、光感性皮炎等。

18 化妆品唇炎的致病成分有哪些?

在皮肤美容方面，唇部是一个重点部位。特别是对唇部的化妆，有时会起到"画龙点睛"的作用。与此同时，化妆品引起的唇部炎症也在逐渐增多。

化妆品唇炎，属于化妆品接触性皮炎的范畴。此病是指唇红部位接触化妆品之后所产生的刺激性唇炎、变应性唇炎、光毒性唇炎等。

有许多物质可以引起化妆品唇炎。其中常见的致病成分有蓖麻油酸、苯甲酸、复红石BCA、色素红57-1、微晶蜡、氧苯酮，以及酸丙酯、碳-18脂族化合物等。

19 哪些物质容易引起化妆品接触性荨麻疹?

化妆品接触性荨麻疹，是近年来逐渐受到人们关注的化妆品皮肤病。此病以接触化妆品之后局部皮肤发生红斑、风团为主要特征。在化妆品中，有许多物质可以导致接触性荨麻疹的发生。

其中，常见的化妆品成分有苯甲酸、山梨酸、肉桂酸、醋酸、秘鲁香脂、甲醛、苯甲酸钠、苯甲酮、二乙基甲苯甲酰胺、薄荷醇、苯甲酸酯类、聚乙二醇、聚山梨醇酯-60、水杨酸、硫化碱、过硫酸铵、对苯二胺等。

临床表现

 化妆品接触性皮炎有何表现？

> 林虹的朋友从国外给她带了一套化妆品。她十分高兴，立即取出来抹在了脸上。谁知到了翌日早晨，面部就出现了一些红疹、水疱，并有轻度的肿胀、刺痛。林虹急忙来到附近医院的皮肤科。医生详细询问了林虹化妆品使用情况，并查看了其面部表现，认为她是得了一种名为"化妆品接触性皮炎"的皮肤病。

医生介绍，化妆品接触性皮炎，属于化妆品皮肤病最常见的一种类型。此种皮肤病可分为刺激性接触性皮炎和变应性接触性皮炎两种类型。

急性期，患者皮肤主要表现为程度不同的干燥、脱屑、红斑、水肿、丘疹、水疱，水疱破溃之后可有糜烂、渗出和结痂等。慢性期则表现为程度不等的组织硬肿和增厚等。

医生介绍，刺激性接触性皮炎皮损相对单一，主要发生在化妆品的接触部位，界限清楚，自觉局部皮损灼热或疼痛。变应性接触性皮炎的皮损则形态多样，主要发生在化妆品的接触部位，严重时可向周围或远隔部位扩散，常有明显瘙痒症状。

医生说，林虹在使用新的化妆品数小时后面部即出现红疹、水疱、肿胀、刺痛等表现，符合刺激性接触性皮炎的发病特点。

最后医生嘱咐林虹立即停用韩国化妆品，并给她开了一些抗过敏、抗感染药物。医生提醒林虹，以后在更换新的化妆品时，一定要先进行皮肤试验，在没有异常反应的情况下，才能正常使用。

刺激性接触性皮炎有什么特点?

化妆品引起的刺激性接触性皮炎,其临床特点是皮疹局限于使用化妆品的部位,主要表现为疼痛或烧灼感,也可伴有瘙痒。皮疹通常表现为干燥性红斑、细屑,但也可以发生水疱、渗液。如果对化妆品进行斑贴试验,其结果常常是阴性的。

因为不需致敏,所以刺激性接触性皮炎在初次使用化妆品之后即可发生,这种情况多见于化妆品质量差或者使用方法不当。对于质量合格的化妆品,刺激性接触性皮炎多为持续、轻度刺激作用的累积所致。化妆品引起的刺激性接触性皮炎发病情况复杂,有时难以预测。环境条件特别是气候变化也可影响发病的概率。

 变应性接触性皮炎有什么特征?

变应性接触性皮炎,是由于患者接触了致敏性物质所引起的皮肤炎症,其发病经历了过敏反应的过程。临床上可表现为红斑、丘疹、水疱、渗液及结痂,伴瘙痒。一般发生在接触部位,也可扩展至周围及远隔部位。

比如染发皮炎一般头皮皮疹较轻,而发际缘、耳后皮疹更为明显,并且可出现头面部肿胀及周身不适等症状。甲化妆品则很少引起指甲及甲周皮肤的改变,反而更容易引起其他部位如面颈部,尤其为眼睑部皮炎。

 为什么停用多年还会发生化妆品过敏反应?

小霞是我的堂妹,在老家工作。前几天,她从家里打来电话,说她脸上起了一些红疹、红斑,伴有瘙痒。到县医院皮肤科去看病,医生询问了她发病的情况,认为她得了"化妆品接触性皮炎",可能是由于用了一种乳霜引起的。小霞说,她一年前曾在闺蜜处试用过几次这种化妆品,当时并没什么反应,以后也没有再用过,为什么现在才发生过敏反应?

我在电话中告诉小霞，有一种皮肤病，叫化妆品变应性接触性皮炎，是由化妆品过敏引起的。由于需要一定的致敏期才会发生反应，因此，在临床上会有一些使用者在出现过敏反应之前，可能有几天甚至几年的潜伏期。因此，使用了很多天甚至很多年的化妆品也有可能发生过敏反应。

听了我的解释，小霞说她明白了。她表示，要配合医生，好好治疗，争取早日康复。

 对于化妆品接触性皮炎，为何选择斑贴试验?

斑贴试验是检查过敏原的一种试验方法，是诊断化妆品接触性皮炎的重要依据之一。

用患者使用过的、可疑致病的化妆品来做斑贴试验，检测出使多数患者出现阳性反应的化妆品，初步确定致敏的化妆品品种。随后，再进行化妆品标准系列抗原的斑贴试验，则可能找出化妆品中具体的致敏物质或变应原。

另外，皮肤反复开放性涂抹试验或反复开放性使用试验也有助于确诊。对于具有刺激性的化妆品，如祛斑、除臭、脱毛类等，则不适合做封闭式的斑贴试验。

 化妆品光感性皮炎有哪些表现?

化妆品光感性皮炎，通常发生在使用化妆品并暴露于阳光（或紫外线）的部位。在急性期，皮肤损害主要为水肿、红斑、丘疹和水疱等，慢性期则表现为皮肤粗糙、增厚等。同时伴有不同程度的瘙痒和灼热感。

皮肤损害的严重程度与化妆品的使用量、使用频率和紫外线的照射量有关。在停止使用该化妆品和紫外线暴露之后，皮损会逐渐减轻甚至消退。如果再次使用该化妆品及暴露于紫外线之下，则会再次出现相同的皮肤损害。

化妆品皮肤色素异常是怎样一种病？

化妆品皮肤色素异常，又称色素性化妆品皮炎。通常是指应用化妆品之后发生的皮肤色素沉着或脱失，以色素沉着较为常见。此病的临床表现为使用化妆品数周或数月后，局部皮肤逐渐出现淡褐色或褐色的密集斑点或斑片。

色素性化妆品皮炎的概念由日本学者 Nakayama 首先提出。在 20 世纪 70 年代，有许多日本女性面颊部出现弥漫性或网状、黑色或深棕色的斑片，边界不清，有时整个面部都会出现。伴随色素沉着，还会有轻度的皮炎症状。此病曾一度被诊为"瑞尔黑变病"或"女性面部黑变病"，1964 年开始有专家认为此病是由化妆品引起的。

 化妆品皮肤色素异常有何表现？

> 小岚是一名保险代理人。最近一段时间，她脸上出现了一些褐色、黑色的斑片，呈网状，面颊部最为明显。她急忙来到医院的皮肤科，一个 60 多岁的老医生接诊了她。当医生询问她的发病情况，知道她每天都要用同一种化妆品时，医生认为是得了"化妆品皮肤色素异常"。

医生介绍，化妆品皮肤色素异常，通常有明确的化妆品接触史。皮肤损害主要发生在接触化妆品，或同时暴露于阳光或紫外线的部位，或者曾发生化妆品接触性皮炎和光接触性皮炎的部位。

皮肤损害以色素沉着性或色素减退性斑片为主，边界较为模糊。当停止使用该化妆品后，皮肤损害可能会逐渐减轻甚至消退。但如果再次使用该化妆品，还会有相同的皮肤损害出现。皮肤损害的严重程度同化妆品的使用量和使用频率，以及暴露于阳光或紫外线的剂量有关。

小岚的情况就是这样，她长期使用了一种化妆品。皮肤损害发生在面颊部，主要以色素沉着为主。

医生叮嘱小岚，近期要尽量少用或不用化妆品，可以用温和的、具有保湿作用的护肤产品。同时口服氨甲环酸、维生素 C、维生素 E 等药物。

什么是化妆品痤疮？

化妆品痤疮，是指连续接触某化妆品一段时间之后，在接触部位发生的毛囊、皮脂腺的痤疮样损害，主要表现为闭合性粉刺和脓疱性损害。化妆品痤疮的发生，与患者所使用的化妆品质量不合格（如含有不纯的凡士林、卤素等化学物质）和使用方法不当有关。

化妆品痤疮，在化妆品皮肤病中并不少见，在国外很早就有关于化妆品痤疮的报道。据国内报道，化妆品痤疮的发病率占化妆品皮肤病的3.5%～10%。1993 年曾有报道，因使用某品牌"换肤霜"，在短期内出现大量化妆品皮肤病患者，其中化妆品痤疮患者占比超过 33.7%。

10 化妆品痤疮有哪些表现？

化妆品痤疮，是最常见的化妆品皮肤病之一。皮肤损害的严重程度同化妆品的使用量和使用频率有很大关系。在停止使用该化妆品之后，皮肤损害会逐渐减轻甚至消退。可是，如果再次使用该化妆品时，仍然会出现类似的皮肤损害。

和寻常性痤疮不同，化妆品痤疮的皮损主要发生在化妆品接触部位。通常在使用可疑化妆品一段时间之后才会出现。此病的皮肤表现常为闭合性粉刺，也可以是脓疱；开放性粉刺也可以看到，但数量较少。严重的炎症性皮肤损害在化妆品痤疮中比较少见。

11 接触性荨麻疹是怎样一种病？

接触性荨麻疹，属于荨麻疹的一种特殊类型。这种病是指由于皮肤接触化妆品或其他致敏物质，发生的红斑、风团等表现。

接触性荨麻疹，可分为免疫性、非免疫性和特发性三种类型。其中，非免疫性接触性荨麻疹，是指由于接触物直接刺激身体内一种特殊细胞——肥大细胞，导致后者释放组胺、缓激肽等炎症介质，从而导致荨麻疹的发生。这个过程不需要经过致敏的阶段，而且几乎所有的接触者都可能发病。

另外，接触物作用于患者的血管壁，有时也可以引起同样的反应。

 化妆品接触性荨麻疹有何表现？

化妆品接触性荨麻疹，是指在接触化妆品之后数分钟至数小时内发生，通常在几小时内消退的皮肤红斑、风团样改变。

化妆品接触性荨麻疹，其皮肤损害主要为红斑、水肿和风团，通常发生在化妆品接触部位。患者接触化妆品之后数分钟至数小时内发生，自觉瘙痒或烧灼感。并且皮损可在短时间内消退，最长持续时间不超过24小时。皮损消退后不留痕迹。

由于发病原理不同，患者皮损的严重程度同化妆品的使用量和使用频率并无绝对的正相关系。

 什么是化妆品毛发损害？

化妆品毛发损害，是化妆品皮肤病的一种常见类型。化妆品毛发损害是指使用染发剂、洗发剂、护发剂、发乳、发胶、眉笔、睫毛膏等化妆品后，所引起的毛发脱色、变脆、脱落等损害。

随着美发、染发、护发等系列产品及新项目的出现，由化妆品引起的毛发损害患者逐渐增多。化妆品毛发损害可表现为发质的改变，如断裂、分叉、脱色、质地变脆、失去光泽等。也可出现程度不同的脱发症状。

注意，由于使用脱毛剂所引起的毛发脱落不属于此病范畴。

14 化妆品毛发损害发病有什么特点？

化妆品毛发损害，是指接触化妆品之后，毛发所出现的异常性改变。包括毛发干枯、褪色、变脆、断裂、分叉、变形、毳毛增粗以及数量改变等。

化妆品毛发损害，通常有明确的化妆品接触史。头发损害主要发生在发用类化妆品所接触的部位。

毛发损害的严重程度，与化妆品的使用量和使用频率明显相关。如果不再暴露于类似的环境中，新生的毛发可以是正常的。

15 化妆品甲损害有什么表现？

化妆品甲损害，是指因使用甲化妆品而引起的甲板和甲周围软组织损伤和炎症反应。

化妆品引起的甲损害，包括甲板损伤和甲周围软组织损伤两部分。临床表现多样，如甲卸妆油中的有机溶剂可引起甲板失去光泽、变脆、变形和纵裂等。纤维型胶常引起勺状甲和甲沟炎。甲化妆品中的染料则可能引起刺激性、过敏性、光毒性和光过敏性甲周皮炎，如皮肤红肿甚至化脓、破溃等。

甲损害的严重程度同化妆品的使用量和使用频率密切相关，而甲周皮炎则根据其反应类型不同，与化妆品的使用量和使用频率的相关程度也不一样。

16 何谓化妆品唇炎？有什么表现？

> 甜甜是我的侄女，在北京的一所大学读书。前两天，甜甜突然打电话给我，说她参加系里举行的迎新晚会后，口唇部位出现红斑、水疱、脱屑，又痛又痒，不知道是怎么回事？

我详细询问后得知甜甜为了参加迎新晚会，把自己打扮得美美的，并且抹了一些口红，认为她是患了化妆品唇炎。这种病在急性期，主要表现为唇黏膜肿胀、水疱，甚至糜烂、结痂。在慢性期，主要表现为口唇肿胀、肥厚、干燥、皲裂等。

甜甜平时很少使用化妆品，此次接触口红，口红中含有的许多化学物质，都可能刺激口唇黏膜，引起过敏反应。

最后，我叮嘱甜甜，最近一段时间一定不要使用口红。可外涂硼酸氧化锌冰片软膏、维生素 E 软膏，同时选用维生素 B_2、氯苯那敏片等药物口服。

17 染发过敏该如何防治?

在日常生活中,有许多老年朋友为使自己变得年轻一些,喜欢用染发剂。还有些年轻朋友为了追赶新潮,把自己的头发染成红色、金黄色等颜色。但美中不足的是,总有一些人在第二次染发后,出现头面部肿胀、潮红,甚至糜烂、渗水,伴有剧烈瘙痒、恶心等症状,令他们痛苦不堪。那么,为什么会出现这种情况呢?

原来,他们患了染发皮炎,这是由染发剂引起的皮肤炎症反应,在医学上属接触性皮炎的范畴。接触性皮炎,按其发病原因可分为两类:①原发刺激引起的接触性皮炎。例如强酸、强碱等化学物质,具有很强的刺激性,任何人接触后都会发生皮炎。②变态反应所致的接触性皮炎。染发剂对多数人无损害,只有少数过敏体质的人使用后才会发病。通常,初次接触致敏物后并不起反应,一般须经 4 ~ 20 天的潜伏期,再次接触同类物质后才会发病。因此,染发剂过敏多发生在第二次染发之后。

临床发现,染发剂引起过敏的情况相当普遍。因此,染发一定要慎重。染发前,最好到正规医院的皮肤科做斑贴试验,证明自己不是过敏体质,才可采取行动,美化自己。

如果你不幸患了染发皮炎,首先应尽快消除病因,不再接触此类染发剂,慎用一切致敏物和刺激物;避免搔抓及用肥皂、热水烫洗患处;同时,要及时到医院皮肤科诊治,以免延误病情。

18 何谓化妆品不耐受?

化妆品不耐受,是最近几年皮肤美容界提出的一种新的说法。

化妆品不耐受,是指部分人群面部皮肤对多种化妆品不能耐受,严重时甚至不能耐受一切护肤品。此症多以主观不耐受为主,自觉应用化妆品后出现皮肤干燥、脱屑或散在丘疹,伴有严重的皮肤烧灼感。

因为不敢使用化妆品,致使皮肤屏障进一步损伤。受损皮肤对化妆品更加不能耐受,皮肤症状更加明显,甚至出现严重的面部皮炎、湿疹等。

引起化妆品不耐受的原因，可能是患者自身的皮肤屏障功能下降，也可能是使用了劣质化妆品。

19 敏感性皮肤和化妆品不耐受有何关系？

目前，对于"敏感性皮肤"这个病症，皮肤美容界至今尚未给出一个明确的说法。通常此病患者会认为自己比大多数人对化妆品更加不耐受，敏感性更高。这种不耐受一般以主观不耐受为主，患者常自觉应用某些化妆品后出现或加重皮肤烧灼、瘙痒、刺痛或发紧感，但却不一定有客观存在的皮疹。敏感性皮肤有一个极端的表现就是"化妆品不耐受"，这种患者对绝大多数化妆品都不耐受，不适合使用。

通常认为，化妆品不耐受是由一种或多种外源性、内源性因素综合引起的临床病症。其中外源性因素包括主观（感觉的）或客观的刺激、过敏性或光过敏性接触性皮炎，以及接触性荨麻疹等。内源性因素则包括脂溢性皮炎、玫瑰痤疮、特应性皮炎、口周皮炎、痤疮、皮肤屏障功能减退，以及皮肤损害恐惧等。

20 什么叫异物性肉芽肿？

异物性肉芽肿，是一种可能和化妆品有关的少见病症。异物性肉芽肿，是指由纹唇剂、纹眉剂或植毛引起的皮肤异物反应，又被称为纹唇肉芽肿、纹眉肉芽肿或植毛肉芽肿。

异物性肉芽肿，其主要表现为局限性的红斑、结节，伴有明显瘙痒。由于化妆品的成分被植入皮肤真皮，甚至皮下组织较深部位，去除很困难，因此此病较难治愈。

21 何谓化妆品过敏综合征？

化妆品过敏综合征，是化妆品皮肤病的另外一种表述。其表现包括以下几个方面：

（1）刺激作用：化妆品中的人工合成物质，如色素和香料接触皮肤后，可直接刺激皮肤引起皮肤瘙痒症、接触性皮炎等病症。如染发剂中含有过氧化物及氨水、过硫酸铵等成分，可刺激头皮致使头屑增多、头皮灼痛、头发变脆易断等。指甲油清除剂中含有丙酮，可导致指甲变脆。

（2）过敏反应：对于具有过敏体质的人来讲，使用某些化妆品，如口红中的永久性染料二溴和四溴荧光素，以及含有羊毛脂、香料及防腐剂的化妆品，可引起变应性接触性皮炎。高浓度的香水、除臭剂、发乳等还可引起痉挛性咳嗽、过敏性鼻炎、过敏性结膜炎、荨麻疹等多种过敏性病症。

（3）光敏反应：口红等化妆品中，有时含有檀香油、柠檬油等光敏性物质，涂搽这些化妆品的皮肤，在日光暴晒下会发生细胞损伤，引起炎症反应。此外，由于此物能损伤细胞内的 DNA，导致细胞发生突变，还有诱发唇癌的风险。

（4）色素沉着：部分化妆品，如纯茉莉花油、檀香油、香叶油等，可引起皮肤部位的色素异常性改变。表现为面颊部或额部呈弥漫性，或斑片状棕色色素沉着，有时可有轻度的红斑或丘疹，自觉瘙痒。

诊断标准

 化妆品皮肤病的诊断有什么特殊性?

化妆品皮肤病的范围，包括由化妆品引起的皮肤、黏膜，以及毛发、指（趾）甲等附属器的病变，其临床表现各不相同。而且，其临床症状有时和非化妆品因素引起的皮肤病症状十分相似。因此，对于化妆品皮肤病的诊断相对就比较复杂。

总之，化妆品皮肤病诊断的基本原则，就是要结合患者的临床表现，以及实验室检查结果，再结合病史进行综合分析，最后才能得出比较正确的诊断。

 关于化妆品皮肤病，其诊断的关键点在哪里?

在通常情况下，化妆品皮肤病的临床表现"丰富多彩"，诊断过程错综复杂。其基本原则是根据病史、临床表现，结合实验室检查结果进行综合分析。另外，还需要注意以下几个关键点：

♡ 在发病之前，患者必须有明确的化妆品接触史，包括使用化妆品的时间、方法，化妆品的品种、产地以及病程等。

♡ 由于化妆品种类繁多，不同的化妆品又用在不同的部位，因此某种化妆品引起的皮肤损害一定是发生在使用的部位及其周围。有时也可因间接接触而发生在身体的其他部位。

♡ 化妆品所引起的接触性皮炎、光感性皮炎、色素沉着、化妆品痤疮、脱发等病症，与其他非化妆品因素引起的皮肤病临床表现十分相似，必须加以排除后，才能诊断为化妆品皮肤病。同时，还要区分化妆品的使用与类似皮肤病或其他皮肤病的偶然巧合。

♡ 化妆品皮肤病可通过皮肤试验或其他化验室检查而加以确诊，可参照《化妆品不良反应监测工作手册》中"化妆品皮肤病诊断评分标准"进行评分。

 根据"化妆品皮肤病诊断评分标准"，可得出哪些结论？

化妆品皮肤病种类繁多，病因复杂多样，诊断过程与其他的皮肤病相比有许多特殊之处。例如，对于可疑的化妆品皮肤病患者，采用"化妆品皮肤病诊断评分标准"进行评分，可以得出以下3种不同的结论。

（1）确诊：①化妆品皮肤病的发生与使用化妆品有合理的时间顺序和损害部位关系，不能用其他疾病、化学品及药物等因素的影响来进行解释。②停用化妆品后，反应转归合理，并得到实验室检查和其他有关信息的支持。③按"化妆品皮肤病诊断评分表"逐项评分，总分大于或等于10分者。

（2）疑诊：①化妆品皮肤病的发生和使用化妆品存在某种联系，但缺乏足够的证据，还需要收集更多的信息才能进行适当的判断。②另外的信息正在检验之中。③按"化妆品皮肤病诊断评分表"逐项评分，总分在7～9分者。

（3）排除：①化妆品皮肤病的发生与化妆品的接触时间、接触部位和停止接触化妆品后转归没有因果关系。②其他临床和实验室信息表明疾病不可能由使用该化妆品引起。③按"化妆品皮肤病诊断评分表"逐项评分，总分小于7分者。

4 化妆品接触性皮炎的诊断原则是什么？

化妆品接触性皮炎，是最常见的化妆品皮肤病。诊断此病首先要有明确的化妆品接触史、典型的临床表现。如果再次使用该化妆品又可很快出现相同皮损。追问病史，有的患者在过去使用相同化妆品时也可有类似的皮损产生。

封闭性斑贴试验，是诊断化妆品变应性接触性皮炎的重要检查手段。斑贴试验阳性者即可诊断为化妆品接触性皮炎；斑贴试验阴性者，则应结合病史、临床表现进行综合分析，必要时可进行反复开放性涂抹试验。

 化妆品刺激性接触性皮炎的诊断标准是什么？

化妆品引起的刺激性接触性皮炎，诊断要符合下列标准：

☺ 首先要有明确的化妆品接触史，而且是在接触化妆品之后较快出现皮炎改变；其皮损常常局限于化妆品接触部位，与周围正常皮肤界限清楚；在同样条件下，一般为频繁接触者发病。

☺ 刺激性接触性皮炎的皮损形态常呈急性或亚急性皮炎，有不同程度的红斑、丘疹、红肿、水疱。水疱破溃后可形成糜烂、渗液、结痂。患者自觉局部皮肤瘙痒，有灼热或刺痛感。此病皮损的严重程度和接触物的浓度、接触时间有明显的联系。发生在口唇黏膜部位时可有干燥脱屑现象、局部刺痒或灼痛感。

☺ 在去除病因之后，常很快痊愈。诊断此病，需要排除其他非化妆品因素所导致的病变。

 诊断化妆品变应性接触性皮炎应符合哪些条件？

诊断化妆品变应性接触性皮炎，应符合以下条件：

☺ 要有明确使用或多次使用化妆品的历史，并有一定的潜伏期；在使用同一种化妆品的人群中，一般仅有少数人发病；皮损仅局限于化妆品接触的部位，但可以向周围或者远隔部位进行扩散。

☺ 皮损形态多样，可表现为红斑、丘疹、脱屑等，自觉瘙痒。发生在头面部时，可有皮肤红肿、结膜炎；口唇黏膜可表现为红肿、渗出、结痂、糜烂等，以及硬肿、增生等慢性皮炎表现；还可出现类似汗疱疹、荨麻疹样损害。皮损常年迁延不愈。

☺ 斑贴试验常呈阳性；如果斑贴试验显示阴性，则可做反复开放性涂抹试验。另外，诊断此病，需排除其他非化妆品接触因素所引起的病变。

诊断化妆品光感性皮炎须具备哪些条件?

> 在皮肤科专家门诊，王主任接待了一名女性患者，因为使用化妆品，面部出现了一些红肿、水疱、糜烂等。王主任诊断为化妆品光感性皮炎。进修医师小米问，诊断化妆品光感性皮炎，须具备哪些条件?

专家介绍，诊断化妆品光感性皮炎，必须具备下列条件:

☺ 必须有明确的化妆品接触史和光照史，皮损主要发生于使用化妆品后的光照部位。

☺ 皮损形态多样，急性期可出现红肿、渗出、水疱、结痂、糜烂等。慢性期皮损可呈浸润、增厚、苔藓化等。发生在头面部，可有皮肤红肿、结膜炎等，可出现汗疱疹、荨麻疹样表现。发生在口唇黏膜部位时则可表现为肿胀、干裂、渗出等，下唇发病多见而且比较严重。

☺ 病程可迁延，停用化妆品后仍然会有皮疹发生，再次接触光敏物质后还可重新发病。

专家提醒：如果进行光斑贴试验，通常检查结果是阳性的。诊断化妆品光感性皮炎，必须先排除非化妆品引起的光接触性皮炎。

 判定化妆品皮肤色素异常应符合什么标准?

> 那天，省级医院的专家到协作医院的皮肤科坐诊，接诊了一名35岁的"女白领"，她的面部长了一些褐色的斑片，特别是面颊部非常明显。专家详细询问了患者发病过程，仔细进行了检查，初步判定患者为"化妆品皮肤色素异常"。当地医院的李医生提出疑问，为什么不诊断为"黄褐斑"呢? 判定"化妆品皮肤色素异常"，有什么依据?

专家告诉李医生，患者是一名"女白领"，平时十分注意个人形象，每天都要花许多时间进行化妆，目前又出现了面部的褐色斑片，就应该考虑到化妆品皮肤色素异常的可能性。

专家介绍，判定化妆品皮肤色素异常，应符合下列标准：

☺ 首先要有明确的化妆品接触史，皮肤色素异常发生在接触化妆品的部位。其次，面部色素异常可在较长时间使用某种化妆品之后，直接发生或在日晒后发生，或继发于皮肤炎症之后。

☺ 化妆品皮肤色素异常，可表现为青黑色不均匀的色素沉着或色素脱失斑，而且常伴有皮肤过早老化现象。此病可因某些化妆品直接作用造成，也可因使用含有光敏感物质的化妆品经日晒后发生，或继发于化妆品皮炎之后。

专家指出，该患者长期使用化妆品，面部出现了褐色斑片，并且色素沉着也不均匀，基本符合化妆品皮肤色素异常的诊断条件。

当然，患者为中年女性，黄褐斑也不能排除。因此，可以请患者做斑贴试验，以及光斑贴试验，以协助查找病因，明确诊断。

9 判定化妆品痤疮应符合哪些条件？

化妆品痤疮，是指由化妆品引起的痤疮样皮损，是一种比较常见的化妆品皮肤病。诊断化妆品痤疮，应符合以下条件：

☺ 患者发病前要有明确的化妆品接触史，皮肤损害仅仅局限于化妆品的接触部位。

☺ 化妆品痤疮一般表现为黑头粉刺、炎性丘疹、脓疱等。如果已有寻常痤疮存在，则症状就可能明显加重。并且，在停用可疑化妆品之后，痤疮样皮损可明显改善或消退。此外，诊断化妆品痤疮，必须排除非化妆品引起的一切痤疮样皮损，如寻常痤疮、玫瑰痤疮、油性痤疮、药物性痤疮等。

确定化妆品毛发损害应符合什么标准?

化妆品毛发损害,是化妆品皮肤病的一种常见类型。要确定化妆品毛发损害,应符合下列标准:

☺ 患者必须有毛发用化妆品接触史,如洗发剂、护发剂、发乳、发胶、染发剂、生发水、眉笔、眉胶、睫毛膏等。

☺ 在使用毛发用化妆品后出现毛发脱色、变脆、分叉、断裂、脱落、失去光泽、变形等病变。

☺ 应当排除其他原因引起的毛发损害,如头癣、发结节纵裂、管状发、斑秃、男性脱发。另外,停止使用毛发用化妆品后,受损毛发可逐渐恢复正常。

必要时可对毛发用化妆品及损害的毛发进行分析检查,以协助确定病因。

 判定化妆品毛发损害可借助哪些辅助检查?

> 周姐是我几年前在新疆工作时认识的一个朋友。她前几天从新疆哈密打电话给我,讲了她最近遇到的一件"烦心事"。原来,周姐的儿子半年前从外地旅游回来,带了一套洗发膏给她用。最近她发现头发有干燥、断裂、脱落的情况,随后询问洗发膏厂家,厂家的负责人说,他们厂的洗发膏是国际知名品牌,使用是很安全的。周姐问我,怎样才能确定,这头发损害是否和洗发膏有关?

我告诉周姐,她可能是得了"化妆品毛发损害",是一种很常见的化妆品皮肤病。要判定毛发损害是否和化妆品有关,主要应明确以下几点:

☺ 有无化妆品接触史。

☺ 要观察化妆品损害的特点。

☺ 在停用化妆品后,毛发损害是否会缓解,或完全恢复正常。

这些都有助于化妆品毛发损害的判定。

通过电话,我告诉周姐,可以到哈密市化妆品不良反应监测中心进行专业检测。比如，对这些洗发膏进行质量鉴定，核实是否为伪劣产品，限量物质是否超标，有没有污染和变质等。另外，在化妆品不良反应监测中心，还可通过仪器观察发干、发根的性状，做病理检查，以便和其他原因引起的毛发损害进行鉴别。

听了我的介绍，周姐表示，她想和儿子商量一下，再决定下一步该怎么办。

 诊断化妆品甲损害应符合哪些条件？

诊断化妆品甲损害，应符合下列条件：

☺ 化妆品甲损害必须是在使用甲油、甲染料、甲清洁剂等之后发生的。

☺ 化妆品甲损害表现为甲板变形、软化剥离、脆裂、失去光泽，有时可伴有甲周皮炎症状，如皮肤红肿甚至化脓、破溃，患者自觉疼痛。

☺ 应把其他原因引起的甲损害除外，如真菌、球菌、物理损伤、营养素缺乏等。

另外，停用化妆品后，指（趾）甲即可逐渐恢复正常，甲周皮炎不再复发。必要时可进行斑贴试验，以协助诊断。

13 如何诊断化妆品引起的唇炎？

化妆品唇炎，实质上是发生在口唇黏膜部位的化妆品接触性皮炎，主要由唇膏、口红等引起。诊断化妆品唇炎，患者要有明确的化妆品接触史、典型的临床表现。黏膜损害的严重程度和化妆品的使用量、使用频率以及是否暴露于阳光（或紫外线）下有一定关系。

在停止使用可疑化妆品后，皮损可逐渐减轻甚至消退。如果再次使用该化妆品并暴露于阳光（或紫外线）下，则可有相同黏膜损害出现。以往使用相同的化妆品，或同时暴露于阳光（或紫外线）下也可有类似的黏膜损害产生。

封闭性斑贴试验、反复开放性涂抹试验和光斑贴试验，对于化妆品唇炎的诊断具有较高价值。需要注意的是，诊断化妆品唇炎应排除其他原因引起的类似唇部病变。

如何诊断化妆品接触性荨麻疹?

化妆品接触性荨麻疹，是荨麻疹的一种特殊类型。诊断化妆品接触性荨麻疹，需满足下列条件：

☽ 患者要有明确的化妆品接触史。

☽ 当停止使用该化妆品之后皮损就会消退。

☽ 再次使用该化妆品之后，皮损又会出现。并且，追溯病史，过去使用相同化妆品时曾出现过类似皮损。

单次开放性涂抹试验，是针对化妆品皮肤病的一种检查项目。此试验对于接触性荨麻疹具有很高的诊断价值。其他的还有体内试验，如挑刺试验、皮内试验等对判定接触性荨麻疹也有一定价值。

此外，要诊断化妆品接触性荨麻疹，应排除其他原因引起的红斑、风团样病变。

 诊断化妆品不良反应常进行哪些检查?

> 李丹是我大学同学，毕业后去了深圳工作。前几天，李丹得了一种叫"敏感性皮肤"的病症，我建议她到当地的"化妆品不良反应监测评价基地"去进行检查。李丹问我，到那里要做哪些检查?

和一般皮肤病不同的是，诊断化妆品皮肤病，需要采取许多辅助检查。除了化妆品接触史、临床表现外，化妆品皮肤病还需要通过实验室检查加以证实。

我告诉李丹，各地区监测评价基地的检查项目可能有所不同。但是，有些是必须要有的，比如斑贴试验、光斑贴试验、反复开放性涂抹试验和开放性使用试验等。

我建议李丹尽快去检查，以便早日康复。并且到那里不可"自作主张"，要听专家的意见。

斑贴试验是怎样一种检测项目？

斑贴试验是诊断过敏性皮肤病的常见检查项目。其中，封闭性斑贴试验对于诊断化妆品变应性接触性皮炎、化妆品皮肤色素异常、化妆品甲损害、化妆品过敏性唇炎等具有重要价值。

当患者因皮肤或黏膜接触致敏原产生过敏后，同一致敏原，或某些具有相同抗原性的物质，接触到体表的任何部位，很快在接触部位出现皮肤炎症改变，这就是变应性接触性皮炎。

斑贴试验就是利用这一原理，人为地将可疑的致敏原配置成一定浓度，放置在一特制的小室内，敷贴于人体后背、前臂屈侧等部位。经过一定时间，根据有否阳性反应，来确定受试物是否系致敏原。

开展这种试验的目的是，明确患者的皮肤病是否与化妆品引起的过敏反应有关，试验物及其成分是否为引起患者皮肤病的原因。

17 进行斑贴试验时应注意哪些问题？

为了安全、准确地进行斑贴试验，观察者应注意下列问题：

☺ 有影响本试验的急性、慢性病病史患者，怀孕期或哺乳期妇女均不能接受试验。

☺ 在皮肤炎症的进展期或急性期不适合进行此项试验，以免引起"激惹现象"。

☺ 在试验前1周或整个试验期间，患者应停用任何糖皮质激素药物和抗组胺药物。

☺ 试验部位应选择在不影响观察试验结果的皮肤区域，如果背部不适合判断反应结果，则可选择其他不影响观察结果的皮肤区域，如前臂屈侧等。

☺ 进行试验时，斑试物应当与皮肤紧密接触，在除去时要能够看到测试小室的压迹。

☺ 受试部位应保持干燥，避免清洗，试验对象要避免剧烈运动，以减少出汗。

☺ 如果自觉斑试区瘙痒，应避免搔抓，但是，假如受试区有重度灼热感或剧痒，则应立即去掉斑试物。

☺ 应该保持斑试物在皮肤上 48 小时，尽量不要过早地去除斑试物。试验部位要有标记，胶带粘贴一定要密闭，以避免出现假阳性结果。如果高度怀疑对某种变应原过敏而 72 小时呈阴性者，可在斑贴后第 7 天进行第 3 次观察或重复试验。

☺ 应注意"激惹现象"与阳性反应的鉴别。

 何谓光斑贴试验？如何选择试验仪器和受试物？

光斑贴试验，是斑贴试验的一种特殊类型。此试验主要用于光感性皮炎（光接触性皮炎）的辅助诊断。另外，光斑贴试验对诊断与化妆品有关的光变应性唇炎等，也有一定价值。

开展光斑贴试验，可选择具有恒定输出 UVA（长波紫外线，波长 320 ～ 400 纳米）的人工光源作为测试光源。对于试验物浓度和赋形剂，则应根据实际使用的化妆品浓度和方法来确定。

 什么叫反复开放性涂抹试验？有何意义？

反复开放性涂抹试验，是诊断化妆品皮肤病的一种特殊检查项目。

反复开放性涂抹试验，主要适用于怀疑与化妆品有关的刺激性接触性皮炎、光毒性皮炎、刺激性唇炎等患者。此外，对于怀疑与化妆品有关的变应性接触性皮炎、光变应性接触性皮炎、过敏性唇炎、化妆品皮肤色素异常等患者，可通过封闭性斑贴试验结果显示可疑或阴性反应，也可以进行反复开放性涂抹试验，来协助诊断。

对于富有刺激性的化妆品，如脱毛膏、除臭剂、粉底等，建议做另外一种检测，即开放性使用试验。

20 进行反复开放性涂抹试验应注意哪些问题？

为了保证安全、准确地开展反复开放性涂抹试验，观察者应注意以下问题：

☙ 有明确影响本试验的急性、慢性病病史的患者，怀孕期或哺乳期妇女不能接受试验。

☙ 在皮肤病的进展期或急性期不适合进行此试验，以免出现"激惹现象"。

☙ 在试验前 1 周或者整个试验期间，患者应停用任何糖皮质激素药物和抗组胺药物。

☙ 试验部位应选择在不影响观察结果的皮肤区域。

另外，在试验期间，受试者可进行日常的沐浴，但受试部位不可直接冲洗、揉搓或外用任何制剂，如药物、清洁剂、护肤品等。

21 开放性使用试验有什么作用？

诊断化妆品皮肤病，有时需要进行开放性使用试验，这是化妆品皮肤病专属的一种检查项目。该试验的目的是，明确患者的接触性荨麻疹是否与化妆品有关，试验物及其成分是否确为引起患者接触性荨麻疹的病因。

在进行试验时，受试物的浓度和赋形剂，可按照化妆品实际使用浓度和方法来确定，即洗浴类和发用清洁剂可稀释至 5%。此时稀释剂或赋形剂应与受试部位对侧作为对照。

操作过程：受试部位一般为前臂屈侧，面积 3 厘米 ×3 厘米，将受试物 0.03 克（毫升）左右涂于试验部位，15 分钟后即可观察反应。

22 进行开放性使用试验应注意哪些问题？

为保证试验的安全性和准确性，在进行开放性使用试验时应注意以下问题：

☙ 有明确影响本试验的急性、慢性病病史患者，怀孕期或哺乳期妇女均不能接受试验。

☺ 对于未成年患者要慎用这项试验。

☺ 病情严重或有全身性反应者不适合接受本试验。

☺ 还应排除其他因素引起的红斑或风团反应，如皮肤划痕症。

☺ 试验可在无皮疹的部位进行，推荐在前臂屈侧进行。其次可在曾发生过皮疹的部位进行。

如果试验结果为阴性，可进行皮肤斑贴试验，以进一步明确诊断。

 23 如何进行化妆品过敏测试？

在使用新的化妆品之前，要先进行化妆品过敏的测试。

化妆品的皮肤过敏测试方法非常简单，先用蒸馏水或生理盐水浸湿一块纱布，拧至半干，并折叠为 4 层约 1 平方厘米大小，将化妆品涂在纱布的一面，然后敷在前臂伸侧或背部正常皮肤上，再盖上一层 1.5 平方厘米不透气的玻璃纸或塑料薄膜，以胶布固定。

经过 24 ～ 48 小时的观察，如果测试处皮肤剧痒或灼痛，表明该化妆品对皮肤有刺激性，则为阳性反应，应及时将试验物去掉，并用清水冲洗。若试验部位无任何症状，则为阴性反应，表明该化妆品对皮肤无刺激性，较为安全。

测试部位若出现单纯的红斑、瘙痒，则为弱阳性；出现红肿、丘疹，则为中度阳性；出现显著红肿、丘疹及水疱，则为强阳性；出现显著水疱甚至坏死，则为极强阳性。出现阳性反应，除了要及时清洗、处理外，也提示该化妆品绝对不可再使用。

鉴别诊断

 化妆品接触性皮炎与接触性皮炎如何鉴别?

化妆品接触性皮炎属于接触性皮炎的范畴。急性期皮肤表现为程度不同的干燥、脱屑、红斑、水肿、丘疹、水疱,破溃后可有糜烂、渗出和结痂。慢性期表现为程度不同的组织浸润和增厚等。

化妆品接触性皮炎与其他原因引起的接触性皮炎的不同之处在于患者多为中青年女性,有明确的化妆品接触史,皮损仅发生在化妆品接触的部位,在停用化妆品后皮损会逐渐减轻或消退。追溯病史,接触该化妆品也曾出现过类似皮肤损害。

 化妆品光感性皮炎与日光性皮炎如何进行鉴别?

化妆品光感性皮炎,一般发生在化妆品接触和光暴露之后,皮损通常发生在使用化妆品和暴露于阳光(或紫外线)的部位。急性期皮损主要为红斑、水肿、丘疹和水疱等,慢性期皮损则为增厚、硬肿、粗糙等。同时伴有不同程度的瘙痒和灼热感。皮损的严重程度与化妆品的使用量、使用频率和紫外线的暴露量有关。当停止使用该化妆品和紫外线暴露后,皮损会逐渐减轻甚至消退。如再次使用该化妆品和紫外线暴露后会有相同的皮肤损害出现。

日光性皮炎多发生在春季和夏季。皮损多发生在暴露部位,如面、颈、前胸、上肢等部位,是由强烈日光照射所引起的急性红斑或水疱性皮肤病,或光敏性皮肤病。其中,中波紫外线,可引起晒斑,也可引起光过敏反应;长波紫外线则只能导致光过敏反应,即可以引起多形性日光疹。

化妆品皮肤色素异常与黄褐斑有什么区别?

化妆品皮肤色素异常，是一种常见的化妆品皮肤病。此病患者有明确的化妆品使用史。皮损以色素沉着性或色素减退斑片为主，边界较模糊。当停用该化妆品后，皮损可慢慢减轻甚至消退。如再次使用该化妆品或同时暴露于阳光或紫外线下时会有相同的皮损重新出现。

黄褐斑多发生于中青年女性，可能与妊娠、内分泌失调、日晒等因素有关。皮损以两颊部、颧部较为多见，为黑褐色或淡褐色斑片。有时可互相融合，形成蝴蝶状。日晒后色斑会加重。皮损的严重程度与化妆品使用没有明显关联性。

 如何对化妆品皮肤色素异常与色素性扁平苔藓进行鉴别?

化妆品皮肤色素异常，常发生在面颈部，皮损以色素沉着性或色素减退斑片为主，边界较模糊。当停用该化妆品后，皮损可慢慢减轻甚至消退。如再次使用该化妆品或同时暴露于阳光或紫外线下会有相同的皮损出现。

色素性扁平苔藓，主要表现为多角形的扁平丘疹，呈黑色或褐色，皮损表面有一层光滑发亮的蜡样薄膜样鳞屑，也可见网状发亮的条纹。常发生在身体或四肢的屈侧。

 化妆品皮肤色素异常与单纯糠疹有何不同?

单纯糠疹和化妆品引起的皮肤色素脱失均表现为白色、灰白色斑片，同为后天性色素异常性皮肤病。

化妆品引起的皮肤色素脱失，多发生在中青年女性，一年四季均可发病，有明确的化妆品使用史，常发生在化妆品引起的接触性皮炎之后。皮损主要见于面颈部，和周围正常皮肤界限不清。

单纯糠疹，多发生于少年儿童，好发于颜面部，色素减退程度较轻，分布均匀，边界模糊，其上覆以少许鳞屑。此病通常冬春季比较明显，夏秋季可自行缓解或消退。

6 化妆品皮肤色素异常与白癜风如何进行鉴别?

白癜风可发生在任何年龄,但以青少年多见。皮损常发生在皮肤的暴露部位或皱褶部位,多表现为局限性的色素脱失斑,表面光滑,无皮屑。初发时为圆形,可以单发,也可以多发。

化妆品引起的色素脱失,常发生在面颈部,多见于中青年女性,有长期使用化妆品的历史。皮损表现为程度不同的色素脱失斑,有时并发色素沉着。皮损部位与正常皮肤界限不清楚。

7 化妆品痤疮与寻常痤疮有什么不同之处?

那天,在皮肤科门诊,我接诊了一位40多岁的女性患者。这位患者长得挺漂亮,但是,在她的额头和面颊部却长了许多粉刺、红疹,非常显眼。我在询问了患者的基本情况后,认为她得了"化妆品痤疮",建议她立即停用相关的化妆品,并给她开了一些药物。

患者离开后,实习生小高问我:"老师,为什么断定这个患者患的是化妆品痤疮,而不是寻常痤疮?该如何来鉴别这两种疾病呢?"

我告诉小高,化妆品痤疮,多发生于中青年女性,其皮损仅局限于化妆品接触的部位,常表现为闭合性粉刺,也可以是脓疱、炎性丘疹。开放性粉刺也可以看到,但数量较少。严重的炎症性皮损在化妆品痤疮中比较少见。

寻常痤疮多发于青少年,其发病主要和内分泌失调、生活不规律、过食辛辣刺激食物有关。可以发生在面部、颈部、背部等处,表现为丘疹、红斑、结节、囊肿、粉刺或瘢痕等多种损害。

最后我提醒小高,两种疾病虽然都会出现粉刺、红疹,但是,化妆品痤疮多见于成熟女性,皮损常发生在面颈部,有长期的化妆品使用史。而寻常痤疮,则多发于青少年,除了有粉刺、红疹外,还可出现囊肿、结节、瘢痕等损害。

化妆品痤疮和玫瑰痤疮有何区别?

化妆品痤疮,多发生于中青年女性,有明确的化妆品使用史,特别是油性或粉质的化妆品更容易引起此病。皮损通常局限于化妆品接触的部位,常表现为黑头粉刺、炎性丘疹或脓疱等。

玫瑰痤疮多发于中年男性,与过量饮酒、嗜好辛辣食物等因素有关。主要表现为面部中央部位的红斑、丘疹、毛细血管扩张等。病程较长,病情严重者可有鼻尖部位的组织增生。

 化妆品毛发损害与头癣怎么鉴别?

化妆品毛发损害,是指在接触发用化妆品后,毛发所发生的异常性改变。此症多发于追求时尚的青年人,以及想抓住"青春尾巴"的中年人。常与使用劣质洗发、护发产品,或焗油、烫发、染发等因素有关。通常表现为毛发干枯、褪色、变脆、断裂、分叉、变形、脱落等损害。

头癣是由真菌感染引起的传染性疾病,多发于农村地区、边远地区的少年儿童,主要表现为头皮部位的丘疹、水疱、脓疱、鳞屑等,同时伴有头发的干枯、折断和脱落。常有严重的瘙痒症状,具有明显的传染性。真菌镜检和培养可发现真菌菌丝和孢子。

10 **化妆品毛发损害与银屑病有什么不同?**

化妆品毛发损害多发于中青年女性、老年人,是指在接触发用化妆品,如洗发剂、护发剂、染发剂、烫发剂等后,毛发所发生的异常性改变,包括毛发的干枯、褪色、变脆、断裂、变形、脱落等。

银屑病的头部皮损为边界清晰的暗红色斑片,上附银白色干燥鳞屑。有时,鳞屑表面因皮脂及灰尘混杂,也可呈污黄色或灰黄色。皮损处毛发由于厚积的鳞屑紧缩而呈束状,犹如毛笔,但毛发正常,无折断脱落。另外,银屑病患者还可以出现躯干、四肢部位的皮肤损害。

11 脂溢性皮炎与化妆品毛发损害如何进行鉴别?

化妆品毛发损害患者常有明确的化妆品接触史。毛发损害主要表现为毛发干枯、褪色、变脆、断裂、分叉、变形、脱落等。头皮部位无炎症反应或炎症较轻。停用化妆品后，毛发损害会逐渐缓解甚至恢复正常。

脂溢性皮炎多发于青壮年，常常发生在头皮部位，皮损为片状灰白色糠秕状鳞屑，轻度瘙痒。重者表现为地图状斑片，上覆油腻性鳞屑或痂皮，伴有明显臭味及严重瘙痒症状。脂溢性皮炎常引起头发的干枯、脱落等损害，以前额发际线部位、头顶部较为严重。

12 石棉样糠疹与化妆品毛发损害有何区别?

化妆品毛发损害，可发生于青年男女，以及中老年人，多数有明确的化妆品接触史。常见表现为毛发干枯、褪色、断裂、分叉、变形等。停用化妆品后毛发损害会逐渐减轻甚至恢复正常。

石棉样糠疹，好发于青少年，其主要症状为毛发近端有可以上下移动的毛鞘，有小片状白色鳞屑在发近端粘连成块，同时伴有毛囊口的颗粒增生。

13 化妆品甲损害与甲癣如何进行区分?

化妆品甲损害，患者常有明确的甲化妆品使用史。其中，甲卸妆油中的有机溶剂可引起甲板失去光泽、变脆、变形、纵裂等。纤维型胶则可引起勺状甲、甲沟炎等。甲损害的严重程度同化妆品的使用量和使用频率密切相关。

甲癣多发于中老年人，常有手足癣的发病过程。临床表现为甲板增厚、变色、变形等，并可伴有甲沟炎症状。此病具有传染性，真菌镜检或培养可查到孢子和菌丝。

14 化妆品甲损害与甲沟炎如何进行区别?

化妆品甲损害多发生于中青年女性，以手部发病较为多见。化妆品甲损害，可有多种表现。其中，由甲化妆品中染料引起的甲周炎症，可表现为皮肤红肿、化脓、破溃等。甲周炎症与化妆品的使用有明确的关系。

甲沟炎多发生于青少年，足部多发，与不良的行走习惯和卫生习惯有关，为葡萄球菌感染引起的甲周炎症。表现为甲沟部位的红肿、疼痛、压痛、脓液溢出等。

 化妆品甲损害与甲营养不良如何进行鉴别？

化妆品使用不当可引起甲板损伤。这种损伤多发于中青年女性。主要表现为甲板失去光泽、变脆、变形、纵裂等，或出现勺状甲、甲沟炎等。甲损害的严重程度同化妆品的使用量和使用频率密切相关。

甲营养不良，多发生于少年儿童，常与挑食、偏食，或肠道寄生虫感染有关。主要表现为指甲变形、变色。甲损害可发生于多数或全部指（趾）甲。很少出现甲周皮炎的表现。

 如何区分化妆品接触性荨麻疹与荨麻疹？

化妆品接触性荨麻疹，患者常有明确的化妆品接触史。其皮损主要发生在化妆品接触部位，患者接触化妆品后数分钟至数小时发生红斑、水肿或风团，自觉瘙痒或烧灼感。并且皮损可在短时间内消退，一般不超过 24 小时，不留痕迹。停用化妆品后皮损不再发生。

荨麻疹可由多种因素引起。主要表现为全身多个部位红斑、风团样改变，有时风团可融合成大片。通常持续数分钟或数小时即可自行消失，但会反复发作，常伴有严重的瘙痒症状。

相关不良事件

 什么叫激素依赖性皮炎？

激素依赖性皮炎，又称激素脸，主要是指患者长期反复外用激素类药物以及内含激素类药物的化妆品所导致的皮肤炎症损害。

激素依赖性皮炎常见的症状有干燥、脱屑、丘疹、红肿、渗出、结痂、面部红血丝、毛孔粗大等，同时可伴有瘙痒、刺痛、灼热感等症状。在皮肤屏障功能受到损害后，面部皮肤对外部刺激更加敏感，症状会更加严重。

当面部皮肤出现上述症状时，就说明皮肤屏障功能出了问题，此时需要特别重视皮肤的护理。

 激素依赖性皮炎是如何发生的？

激素依赖性皮炎的发病过程很复杂，主要有以下两种情况：

◑ 皮质类固醇激素外用可以导致表皮毛细血管收缩，而一氧化氮（NO）、前列腺素等炎症介质则能够抵抗这种作用。假以时日，一氧化氮与皮质类固醇激素开始失衡，后期血管内皮中累积的一氧化氮释放，就可能导致面部毛细血管的扩张。

◑ 皮质类固醇激素具有免疫抑制作用，可能会导致皮肤表面各种细菌、真菌及其他微生物过度生长。这些微生物可作为超抗原，在停用皮质类固醇激素后，激发超抗原介导的免疫反应，刺激多种炎症介质释放，从而引起各种皮肤病变。

激素依赖性皮炎有什么表现?

> 几个月前，林女士从网上购买了一套化妆品。刚使用时，皮肤显得非常红润、白嫩，她感到很开心。谁知过了1个月，她的面部就出现了一些红斑、红血丝。近段时间，病情越来越重，面部还出现了小丘疹、脱屑、皲裂等，林女士感到十分烦恼。不知这是怎么回事?

在医院的皮肤科，常常可看到一些患者，特别是女性患者，表现为面部发红、干燥，有皮屑脱落，口唇周围及鼻翼两侧还会出现红血丝。

她们是患了"激素依赖性皮炎"，这是一种比较少见的皮肤病。如果仔细询问病史，这些人在患病前多有长期使用某种化妆品或激素药膏的病史。

目前化妆品种类繁多，质量参差不齐。有些不法厂商出于趋利目的，可能会在化妆品中添加一些激素类药物。初次使用这类产品时，觉得效果非常好。但在连续使用1～3个月后，就可能出现一些问题。比如，面部发红、皮肤萎缩、红血丝、色素斑等。而且患者会对该化妆品产生某种依赖性，即使用时自觉效果很好，一旦停用病情立即加重或反复。这就是临床上所说的"激素依赖性皮炎"。林女士患的就是这种病。

预防激素依赖性皮炎，首先要注意，当面部出现红斑、皮屑脱落和瘙痒时，千万不要认为是"皮炎"，自购皮炎平霜、肤轻松等强效激素药膏外用。其次，要立即停用可疑化妆品。当然，最重要的是要到正规医院就诊，在医生的指导下合理用药。

 确定激素依赖性皮炎应符合哪些条件?

如今，随着经济的发展，化妆品种类增多，因使用劣质化妆品所引起的激素依赖性皮炎发生率也明显上升。那么，如何判定一个人是否得了激素依赖性皮炎?

确定激素依赖性皮炎应符合下列条件:

☺ 患者反复使用某种可疑化妆品，时间超过 1 个月。

☺ 原发皮疹已经痊愈，出现明显的鲜红色斑，表面光滑，皮肤纹理消失，脱屑等。

☺ 皮疹多发生在可疑化妆品接触部位。此外，皮损部位多有刺痛、烧灼感，而很少有瘙痒症状。

 对激素依赖性皮炎该如何处置？

> 周阳是我的学生，大学毕业后，回到家乡，在乡卫生院工作。前几天，给我微信留言，说他接诊了一位 40 多岁的女性患者，患者平素喜欢美容、化妆，最近，患者面部出现了一些红斑、丘疹、脱屑，伴有瘙痒。我看了他微信发来的图片，初步考虑患者得了激素依赖性皮炎，是由化妆品引起的。于是，周阳就问我，得了激素依赖性皮炎，应该如何处理？

我告诉周阳，发生了激素依赖性皮炎，需做以下处理：

☺ 应停用可疑化妆品及一切糖皮质激素外用制剂。

☺ 外用保湿剂如凡士林、尿囊素乳膏、尿素软膏等，增加角质层的含水量，恢复皮肤的屏障功能。

☺ 叮嘱患者避免日晒、热环境，避免精神压力过大，忌食辛辣刺激性食物。

☺ 如果瘙痒明显则需使用西替利嗪或氯雷他定等第二代抗组胺药物。

☺ 如果有继发感染，也可应用多西环素、阿奇霉素等抗生素类药物。另外，可以选用吡美莫司或他克莫司等免疫抑制药物，效果也不错。

最后我提醒周阳，患者病情复杂，如果疗效不佳，可以让患者来郑州找我，用中医中药试试。

对激素依赖性皮炎该如何进行护理?

发生了激素依赖性皮炎,除了立即停用可疑化妆品、合理用药之外,皮肤的护理也很重要。主要需要做到以下几点:

(1)温和清洁:在清洁过程中,使用温和的洗面奶及温水,可以减少对皮肤的不良刺激。

(2)使用护肤产品:选择合适的护肤产品能强化皮肤角质层,激活表皮基底细胞,修复受损的毛细血管弹力纤维,从而修复受损皮肤组织。同时,还可以减轻皮肤受到的刺激,缓解皮肤的不适感。

(3)补充水分:多喝温水,每天饮用 6 ~ 8 杯温水最好。

(4)缩短洗澡时间:洗澡时间过长,容易损坏天然皮脂膜,即皮肤屏障,可使皮肤更干燥,敏感性增加。通常每次沐浴时间 10 分钟左右即可。

 什么叫敏感性皮肤?

敏感性皮肤,也称敏感性肌肤、敏感肌,是近年来在皮肤美容界提出的新概念。敏感性皮肤是指皮肤在生理或病理条件下发生的一种高反应状态,通常发生在面部,主要表现为受到物理、化学、精神等因素刺激时,皮肤容易出现灼热、刺痛、瘙痒及紧绷感等主观症状,同时出现红斑、鳞屑、毛细血管扩张等客观体征。

敏感性皮肤在世界各国均有很高的发生率。根据统计,欧洲为 25.4% ~ 89.9%,大洋洲约为 50%。女性发病率普遍高于男性,美洲女性为 22.3% ~ 50.9%,亚洲女性为 40% ~ 55.98%,我国女性发病率大约为 36.1%。随着环境污染日益加重和人们精神压力增加等,此症的发生率还在逐渐上升过程中。

 哪些因素可引起敏感性皮肤?

敏感性皮肤是近年来新发现的一种皮肤病症,其病因十分复杂。主要包括以下因素:

（1）个体因素：包括遗传、年龄、性别、激素水平和精神因素等。近年来的研究表明敏感性皮肤与遗传相关，年轻人发病率普遍高于老年人，女性高于男性。精神压力过大，可引起神经降压肽等物质的释放，引发敏感性皮肤。

（2）外在因素：①物理因素，如季节交替、温度变化、日晒等。②化学因素，如化妆品、清洁用品、消毒产品、空气污染物等。③医源性因素，如某些激光治疗术后，外用刺激性药物、糖皮质激素等。

（3）其他皮肤病：大约66%的特应性皮炎女性患者，以及57%的玫瑰痤疮患者存在皮肤敏感状态。另外，痤疮、接触性皮炎、湿疹等也可引发敏感性皮肤。

9 敏感性皮肤有何表现?

敏感性皮肤，是近年来由部分皮肤美容专家提出的新概念、新病症。

通常是指在受到物理、化学、精神等因素刺激后，皮肤所出现的程度不同的灼热、刺痛、瘙痒及紧绷感，持续时间为数分钟甚至数小时，即使很普通的护肤品也不能够耐受。

部分患者面部可出现片状或弥漫性潮红、红斑、毛细血管扩张等，同时伴有皮肤干燥及细小鳞屑。

有学者研究证实，敏感性皮肤的发生是一种累及皮肤屏障—神经血管—免疫炎症的复杂过程。在内在和外在因素的相互作用下，患者的皮肤屏障功能受到损害，引起感觉神经传入信号增加，皮肤对外界环境刺激的反应性明显增强，从而引发皮肤的免疫性炎症反应。

10 敏感性皮肤分哪些类型?

根据发病原因和发病过程，敏感性皮肤可分为原发性敏感性皮肤和继发性敏感性皮肤两种类型。

原发性敏感性皮肤与遗传因素有关，其发病率大约占30%。原发性敏感性皮肤又可分为两种情况：一种为皮肤角质层先天性细薄，皮肤屏障功能较弱；另外一种为受到外界刺激之后血管更容易扩张，导致面部充血、潮红。

继发性敏感性皮肤，发病率较高，大约占70%。发病原因包括：①炎症性皮肤病，如痤疮、玫瑰痤疮等。②外用药物，如糖皮质激素、维A酸、水杨酸等。③不恰当的皮肤护理，如过度清洁、去角质等。④有创性美容操作，如激光、果酸换肤等。

11 确定敏感性皮肤需符合哪些条件？

在皮肤科领域，敏感性皮肤是一张"新面孔"，并且这张面孔乍一看，还有些"模糊不清"。目前，皮肤美容专家提出，诊断敏感性皮肤，首先需要满足以下两个主要条件：

☺ 皮肤受到物理、化学、精神等因素刺激之后容易出现灼热、刺痛、瘙痒及紧绷感等。

☺ 需排除可能伴有敏感性皮肤的原发疾病，如玫瑰痤疮、脂溢性皮炎、激素依赖性皮炎、接触性皮炎、特应性皮炎及红斑狼疮等。

另外，还有4个次要条件可供参考：①皮肤出现潮红、红斑、毛细血管扩张和鳞屑。②主观评估提示为敏感性皮肤。③半主观评估提示乳酸刺激试验评分≥3分，或辣椒素试验≥3分。④无创性皮肤生理指标测试提示皮肤屏障功能有异常改变。

12 出现敏感性皮肤该如何处理？

李丹是我大学同学，毕业后去了深圳工作。前几天，李丹给我微信留言，说她最近一用化妆品就感到面部灼热、刺痒、紧绷，最悲催的是，无论用哪种化妆品，都会感觉不舒服，同时，面部也没有任何皮疹。

我询问了李丹的发病过程，告诉她这是一种叫"敏感性皮肤"的病症，可能和她以前多次做面部"去角质"有关系。李丹问我该怎么办。

随着化妆品应用日益广泛，过度护肤的情况时有发生。因此，敏感性皮肤的发病率呈逐步升高的趋势。李丹的情况可能就是护肤过度造成的。

在《中国敏感性皮肤诊治专家共识》中，确定敏感性皮肤基本处置原则是：强化健康教育，促进皮肤屏障修复，降低神经血管高反应性，控制炎症反应等，以提高皮肤耐受性。

针对敏感性皮肤，主要处理措施包括健康教育、合理护肤、物理治疗、药物治疗等。有时配合中医中药，效果也不错。

具体谈到李丹的情况，我建议她到当地正规医院的皮肤科就诊，在专科医生指导下进行处置。

13 如何对敏感性皮肤患者进行健康教育?

敏感性皮肤是一种极易反复发作的皮肤病症，对患者的心理疏导和健康教育十分重要。

在日常生活中，患者应尽量避免各种触发因素，如日晒、进食辛辣食物、饮酒、情绪波动、密闭的热环境等，要避免滥用化妆品。

患者要坚持定期治疗与随访，在医生指导下规范治疗。要保持耐心，树立信心，尽可能把皮肤维持在一个比较好的状态。

14 针对敏感性皮肤如何进行皮肤护理?

敏感性皮肤，其根本原因是皮肤屏障功能受到损害，因此皮肤护理就成了很关键的环节。其中皮肤护理的核心是修复受损的皮肤屏障。皮肤护理要坚持"三要"原则，即皮肤清洁要温和，保湿护肤要柔和，四季防晒要严格。

首先，应当选用安全性能较好的具有修复作用的护肤产品，严禁使用具有去角质作用的护肤产品。其次，应当选用温水洁面，而且每日洁面次数不能过多。另外，还需要根据季节变化，选用具有修复皮肤屏障作用的护肤产品。

15 敏感性皮肤可选用哪些药物治疗?

通常，针对敏感性皮肤患者，进行合适的护理、及时的心理疏导、全面的健康教育，就能够缓解相关症状。对于症状比较严重，特别是瘙痒明显的患者，也可选择一些药物。

对于面部灼热、刺痛、瘙痒及紧绷感显著者可选择抗感染、抗组胺类药物，如盐酸西替利嗪、氯雷他定等；对于伴有焦虑、抑郁状态的患者，则可酌情使用抗焦虑和抑郁类药物，如多塞平、加巴喷丁等。

同时，可外用硼酸氧化锌冰片软膏、维生素E乳膏、细胞生长因子制剂等。

 敏感性皮肤可选择哪些物理疗法？

对于敏感性皮肤，有些物理疗法效果也不错。比如：

（1）冷喷、冷湿敷：对热刺激敏感的患者，可通过低温的物理作用，收缩扩张的毛细血管，以达到减轻炎症的目的。

（2）红光和黄光：红光具有抗感染和促进皮肤屏障修复的作用，黄光可促进皮肤细胞的新陈代谢，降低末梢神经的兴奋性。这两种光，对于敏感性皮肤的各种症状均可以起到缓解和治疗作用。

（3）强脉冲光及射频：强脉冲光可以通过热凝固作用来封闭扩张的毛细血管，同时对表皮细胞发挥光调节作用，从而促进皮肤屏障功能修复，缓解皮肤敏感症状。射频则可直接刺激真皮组织内的第Ⅰ、第Ⅲ型胶原增生，提高皮肤的耐受性。

 敏感性皮肤如何选择护肤产品？

护理敏感性皮肤，首先要从改善角质层做起，修复皮肤屏障。需要特别强调的是，保湿才是护肤的核心。

（1）做好保湿：选择功能单一的补水保湿产品，会更加安全。

（2）拒绝气味浓烈的护肤产品：因为此类护肤品通常会添加乙醇、香精等物质。乙醇会引起皮肤干燥，香料、防腐剂等则容易导致皮肤敏感。

（3）不要频繁更换护肤产品：不要过多使用营养性护肤产品，以免刺激皮肤，或增加皮肤负担。

（4）注意防晒和隔离：出门前要涂抹防晒剂和隔离剂，以避免紫外线、花粉、灰尘等外界不良物质侵袭。

（5）在卸妆和洁面时，选择温和的卸妆霜、卸妆水，或泡沫较少的洁面啫喱和洁面水。

（6）减少去角质次数：秋季气候干燥，去角质就更要温和，不能用磨砂膏。可选择黏土状的深层清洁类产品，两周1次足矣。

（7）减少清洁次数：早晚各1次，每次不超过1分钟。此外少用洁面刷、海绵等摩擦面部的工具，以免加重皮肤负担。

（8）使用保湿面膜：使用面膜，皮肤可获取更多水分。如果平时每周1次面膜，换季时可提高到每周2～3次。面膜以具有补水保湿功效的为主，避免使用具有美白功效的面膜。

 何谓皮肤屏障?

近年来，随着皮肤美容事业的迅速发展，化妆品引起的皮肤问题，也日益增多。在这种情况下，有专家提出了皮肤屏障的概念，来解释新出现的一些皮肤美容问题。

皮肤屏障，指的是位于皮肤表面的一层天然性的保护系统，主要由人体表皮角质层和皮脂膜两种结构组成。

其中，角质层是表皮最外层的部分，皮肤的湿度主要由皮肤角质层含水量决定，也就是说，我们的皮肤是否干燥，就取决于这一层结构。

在角质层里，角质细胞与细胞间脂质以类似砖墙结构形式排列，构成稳定的皮肤结构，可有效防止体内水分过多蒸发，同时阻止细菌或异物侵入体内。

19 如何维护皮肤屏障功能?

维护皮肤屏障功能，应注意以下问题：

（1）正确地清洁：洁面要使用温和类型的洁面产品，例如泡沫较少的啫喱状洁面剂。一定要避免使用强力控油、清洁的泡沫型洗面奶，皂基类洁面产品、手工皂等也要尽量避免。

（2）合理地去角质：不是所有皮肤类型都适合去角质，不建议盲目去角质。

（3）勿用刺激性产品：避免长期使用强刺激性的产品，如乙醇、香精、含十二烷基硫酸盐的洗涤剂等，以维护皮肤屏障的完整性。

（4）辅助性护肤品：使用含天然保湿因子的护肤产品，帮助皮肤保持水分，促进皮肤角质层的修复。可使用那些含天然植物油脂的乳霜，以锁住皮肤内的水分，同时，为皮肤提供游离脂肪酸，促进皮肤屏障修复。

（5）注意防晒：选择一款温和不刺激的防晒霜，每天出门前认真涂抹。同时要注意卸妆，尽量选择卸妆乳或卸妆油。

（6）自我修复：皮肤的自我修复过程比较缓慢，而且速度因人因年龄而异，一般来说20岁左右3～5个月可慢慢恢复，30岁以上的熟龄皮肤，就至少需要半年或更久的时间。

 皮肤屏障功能受损综合征和敏感性皮肤是什么关系？

皮肤屏障功能受损综合征，是皮肤美容专家的一种新的提法。主要是指由于多种内部和外界因素的作用，导致皮肤屏障功能受损，从而出现的一系列皮肤问题。

在皮肤科教科书中，并无对此症的描述。皮肤屏障功能受损综合征，应该包括玫瑰痤疮、脂溢性皮炎、接触性皮炎，或化妆品皮炎等病症的表现，但不能等同于任何一种病症。

目前多数学者认为，皮肤屏障功能受损综合征与敏感性皮肤是一回事。

21 **皮肤屏障功能受损综合征有什么表现？**

提起皮肤屏障功能受损综合征，大家都不太熟悉。这是皮肤美容专家近年来提出的一种新病症。其主要表现包括：

（1）皮肤表现：洗脸后皮肤有紧绷感，或表现为皮肤干燥、脱屑。

（2）皮肤敏感：皮肤表现得十分"脆弱、敏感"，过去使用过的许多护肤产品，如今因皮肤不适不能再用。

（3）环境温度升高影响皮肤：环境温度较高时，比如冬天待在空调房内，或在公共浴池内，容易出现面部潮红，而且皮肤温度也较高。

（4）皮肤保水功能下降：即使天天使用喷雾水、面膜，也难以解决干燥问题。

（5）皮肤变薄：自我感觉皮肤变薄，或者别人提醒你皮肤角质层变薄等。

如果出现上述病症，就可能出现了皮肤屏障功能受损综合征。

 哪些因素可能损害皮肤屏障功能？

引起皮肤屏障功能损害的原因很多，主要包括：

（1）过度洁肤：频繁使用去污、脱脂能力较强的洗面奶，甚至加用卸妆、深度清洁、去角质、磨砂等护肤产品，或购买各类洁肤神器、洁面刷等。

（2）过度去角质：频繁进行换肤治疗，或磨砂、面部熏蒸，或过度负压吸引去黑头、鼻贴去黑头等。

（3）保湿面膜：长时间使用保湿面膜，甚至"带膜入睡"。皮肤长时间被浸泡，角质层会变得肿胀，虽然一时显得白嫩柔滑，最终必然损伤皮肤屏障。

（4）滥用糖皮质激素：不遵医嘱，长期使用，或间断使用含激素药物或化妆品。

（5）劣质面膜：劣质面膜常常被添加糖皮质激素或其他有害物质，使用后皮肤暂时会变得白皙，但长期使用则会摧毁皮肤屏障，造成不良后果。

（6）不规范美容：不规范的美容治疗，如换肤、清痘、磨砂等，也可造成皮肤屏障损害。

治疗对策

 化妆品皮肤病的处置原则是什么?

化妆品皮肤病,又称化妆品不良反应,是由化妆品引起的一系列皮肤及皮肤附属器的疾病。针对化妆品皮肤病,其总的处置原则包括:

☽ 要及时清除皮肤和附属器上的残留化妆品,停用引起或可疑引起皮肤病的化妆品。

☽ 要妥善保存引起或可疑引起皮肤病的化妆品,详细记录化妆品的相关信息。

☽ 要详细记录化妆品不良反应的病史,拍摄皮损部位、使用部位的照片。

☽ 还必须详细记录化妆品不良反应的类型、严重程度,以及采取的处置措施。

 对于化妆品接触性皮炎应该如何处理?

化妆品接触性皮炎,是最常见的化妆品皮肤病之一。通常发病比较急,需要立即进行处理。

发生了化妆品接触性皮炎,应立即用清水清洗,清除皮肤上残留的化妆品,停用可能引起病变的化妆品。避免搔抓及用肥皂水、热水烫洗皮损部位。

同时,可服用氯雷他定、赛庚啶、氯苯那敏、维生素C等药物,严重时可用皮质类固醇激素。如果皮肤仅有轻度红肿、丘疹、水疱而无渗液时,可外用炉甘石洗剂;若有水疱、大疱、糜烂及渗液明显时,可用3%硼酸溶液或0.5%醋酸铅溶液湿敷;渗液不多时,则可外用氧化锌油或地塞米松霜等。

慢性期皮损则可外用弱效的糖皮质激素软膏,或钙调神经磷酸酶抑制剂如他克莫司软膏、吡美莫司乳膏等，同时配合使用保湿类护肤产品。

 化妆品光感性皮炎来了，该怎样应对？

提起化妆品光感性皮炎，大家要注意三个关键词：化妆品、接触性皮炎、光感性皮炎。因此应对化妆品光感性皮炎，应该从以下三方面入手：

◎ 清除化妆品。对于由化妆品引起的光感性皮炎，首先要及时彻底地清除皮肤表面残留的化妆品，并停用可疑致病的化妆品。

◎ 避光。在阳光灿烂的日子，尽量避免外出，要在家中"修心养性"。如果必须外出，则需要采取防晒措施，要"全副武装"，如使用遮阳帽、长袖衫、口罩、遮阳镜等。

◎ 根据病情，进行相应处置。对于病情较轻者可给予氯苯那敏、西替利嗪等抗组胺药物，或氯喹、维生素 C 等药物口服。对于病情严重的患者可应用糖皮质激素类药物，或葡萄糖酸钙等钙剂静脉注射。

 如何防治化妆品皮肤色素异常？

长期使用某种化妆品，可能会引起皮肤色素异常，或色素沉着，或色素脱失。

一旦发生这种情况，应做到以下几点：

◎ 首先应及时彻底地清除皮肤表面存留的化妆品，停用所有可疑化妆品。同时，要尽量避免阳光和紫外线照射。

◎ 在色素沉着的皮损局部可外用氢醌霜、维 A 酸、果酸等药物，或同时口服或注射维生素 C 和维生素 E。

◎ 也可以采用调 Q 激光、光子嫩肤等治疗。对于色素脱失性皮损目前尚无有效治疗方法，可外用遮盖类化妆品，或待其自然恢复。

 如何防治化妆品痤疮？

在一段时间内连续使用某种化妆品，面部就有可能会出现痤疮样损害，即为化妆品痤疮。此时，应立即停用所有可疑化妆品，特别是油性和粉质化妆品，彻底清除皮肤表面的化妆品残留物，保持皮肤清洁卫生。

在治疗上可按消炎、抗菌和溶解角质等原则对症处理。局部可用维 A 酸类药物，如维 A 酸乳膏、阿达帕林凝胶、他扎罗汀凝胶；过氧化苯甲酰制剂；抗生素类药物，如克林霉素、红霉素、氯霉素等；壬二酸制剂、硫黄洗剂等。对于病情严重的患者，可选择口服抗生素、异维 A 酸等方法。同时，配合红蓝光照射，或局部清痘治疗。

化妆品引起的毛发损害该怎样处置?

> 小徐是我在 2014 年参加援疆工作时，与我同在一个科室工作的年轻同事。前两天，他给我打电话，说他刚刚接诊了一位老太太，老太太为了使自己看起来更年轻一些，每年都要烫发 5 ~ 10 次，最近出现了头发干枯、头屑增多、头发脱落等情况。小徐问我，这是什么原因，该怎么办?

我告诉小徐，老太太这种情况，属于化妆品毛发损害，是因烫发过于频繁、烫发剂使用不当引起的毛发病变。

出现了化妆品毛发损害，首先要停用原来使用的毛发化妆品，彻底清洁毛发，去除残留的化妆品。必要时，应剃去已受影响的毛发。

如果患者的头皮部位出现红斑、丘疹、脱屑，伴有瘙痒、刺痛等症状，则可口服一些抗组胺药物，如氯苯那敏、西替利嗪等，或维生素类药物，或少量激素类药物。

最后我提醒小徐，一定要叮嘱患者：①注意劳逸结合，讲究个人卫生。②注意多吃蔬菜水果，保持足够的水分。③避免辛辣刺激及过度油腻性食物。④要注意补充高蛋白、高维生素类食物。

如何处理化妆品引起的甲损害?

化妆品甲损害，是指因使用甲化妆品不当所引起的一种指（趾）甲病变。

发生了化妆品甲损害，首先要停用任何甲化妆品，彻底清洁甲及甲周残留的甲化妆品。

同时注意补充高蛋白、高维生素、高矿物质类食物，注意劳逸结合。注意手足部的卫生防护。

如果并发甲周皮炎，可应用抗组胺类、维生素类、激素类药物。如果局部出现红肿、疼痛、溃烂、溢脓，应进行局部清创处理，同时配合口服、外用红霉素等抗生素类药物。

 对于化妆品唇炎该如何处理?

化妆品唇炎，是女性多发的一种化妆品皮肤病。

假如得了化妆品唇炎，首先要停用引起病变的化妆品，及时彻底清除唇上残留的化妆品。同时，可口服氯苯那敏、赛庚啶、西替利嗪等抗组胺药物，维生素 B_2、维生素 E 等维生素类药物。

对于慢性化妆品唇炎，表现为干燥、皲裂、脱屑者，可用红霉素软膏、莫匹罗星软膏等抗生素制剂。同时配合应用保湿类护肤品。

患者饮食以高蛋白、高维生素类食物为主，注意补充足够的水分。少吃辛辣刺激性食物，多吃蔬菜水果，但猕猴桃、桃子、菠萝、杧果之类的水果尽量少吃。

 怎样处置化妆品接触性荨麻疹?

化妆品接触性荨麻疹，是由于化妆品使用不当所引起的一种荨麻疹样病症。

得了化妆品接触性荨麻疹，首先要停用所有可能引起病变的化妆品，及时彻底清除皮肤上残留的化妆品。

同时，应结合发病原理，进行对症处理。病情较轻者可口服抗组胺药物，如赛庚啶、氯苯那敏、西替利嗪、氯雷他定等，同时可应用钙剂和维生素 C 类药物；病情严重者可口服或静脉注射糖皮质激素。

出现了化妆品不耐受应该如何处理?

化妆品不耐受,是指由于各种原因导致皮肤屏障功能损害,皮肤处于高度敏感状态,对绝大多数化妆品不适应的一类表现。出现了化妆品不耐受的情况,应立即进行妥善处理。

☺ 要避免诱发因素,如避免使用过热、过冷的水来清洁皮肤,避免进行深层次的清洁护理、去角质等。

☺ 应避免使用含表面活性剂的清洁产品,因为这类物质会刺激皮肤并伤害皮肤的天然保护层。

☺ 要避免使用含防腐剂、乙醇和香精的护肤品,因为这些物质对皮肤有较强的刺激作用。

在急性期,可用3%硼酸溶液、生理盐水,或矿泉水进行冷湿敷。也可以采用药膜治疗,如冷喷、抗敏、保湿、冷膜治疗等。

可选择具有保湿、舒缓镇静作用的护肤产品,主要起抗敏、保湿、改善微循环等作用。

病情严重时,可配合口服抗组胺类药物,如西替利嗪、氯雷他定等药物;口服抗光敏药物,如羟氯喹等;外用碱性成纤维细胞生长因子凝胶、0.03%他克莫司软膏或吡美莫司乳膏等。

 根据中医理论,如何认识化妆品皮肤病?

化妆品存世数千年,化妆品皮肤病古已有之。只是因为过去发病较少,中医尚未对此进行系统的研究。

随着化妆品皮肤病的增多,许多学者都对此病进行了探讨。徐州医学院分院中医教研室教授李继阳等人,依据炎症性皮肤病的发病过程,将化妆品皮肤病分为炎症反应期和色素沉着期两个阶段。其中,炎症反应期主要表现为“红肿、灼热、刺痛、瘙痒”等,审证求因,认为其总的病因病机是血热、热毒搏结于肌肤。色素沉着期皮肤出现“褐紫斑块、面色晦暗”,认为其病因病机是气血瘀阻络脉,兼脏腑功能失调。

12 化妆品皮肤病的中医治疗原则是什么?

近年来，对化妆品皮肤病的中医论治，引起了众多学者的关注。有学者将化妆品皮肤病分为炎症反应期和色素沉着期。

☺ 炎症反应期，治疗原则是清热、凉血、解毒。其中以"红肿、灼热、瘙痒"为特征的血热风毒证，选择犀角地黄汤、五味消毒饮等，配合疏风止痒的升麻、牛蒡子、薄荷来治疗；除"红肿、灼热、瘙痒"外，还出现刺痛、化脓等，可选择犀角地黄汤、黄连解毒汤，佐以苍术、大黄，以强化其清热凉血、燥湿解毒的功效。

☺ 色素沉着期，治疗原则是活血化瘀，佐以调理脏腑功能，可选用血府逐瘀汤加减。兼有肝郁脾虚的加服调和肝脾的逍遥丸（成药），兼有肝肾阴虚的配服滋补肝肾的六味地黄丸（成药）。同时，外用白芷、柿蒂（叶）等软膜敷面，有祛斑、增白、润肤等作用。

13 根据中医辨证，化妆品皮肤病可分哪些类型?

关于化妆品皮肤病的中医辨证，有许多分型。其中，有学者根据其不同发展阶段的临床表现，将其分为四个证型。

（1）血热风毒证：皮炎初起，面颊部出现红斑或密集红色小丘疹，肿胀灼热。伴有不同程度的瘙痒。舌质略红，苔薄黄。脉浮数或弦数。此证特点为"红肿热痒"。

（2）血热湿毒证：随着病情发展，逐步出现丘疱疹、水疱或糜烂、溃疡、渗出或继发感染，使皮疹加重。舌红，苔黄腻，脉滑数有力。此证特点为"红肿热脓"。

（3）肝郁脾虚证：病程较久，斑片呈青褐色或灰褐色。伴有腹胀、纳差、乏力、便溏、精神抑郁或急躁易怒、胁肋、乳房胀痛、月经不调等症状。舌质青紫或暗淡，苔薄白，脉沉细。此证特点为"皮肤青斑、胸腹闷胀"。

（4）肝肾阴虚证：病程进入晚期，斑片呈棕褐色或黧黑色。伴有腰膝酸软，潮热盗汗，眩晕耳鸣，月经量少或闭止，舌红、苔少、脉细数。此证特点为"皮肤褐斑、头晕腰酸"。

根据辨证论治的原则，如何治疗化妆品皮肤病?

根据中医辨证分型，化妆品皮肤病可按以下方案进行治疗。

（1）血热风毒证：依据祛风凉血、清热解毒的原则，选用犀角地黄汤合五味消毒饮等加减。处方：生地黄30克，元参9克，白芍12克，牡丹皮9克，金银花30克，野菊花30克，紫花地丁30克，紫背天葵15克，升麻6克，薄荷6克，牛蒡子9克。每日1剂，水煎分早、晚2次服。

（2）血热湿毒证：依据清热凉血、燥湿解毒的原则，选用犀角地黄汤合黄连解毒汤加减。处方：生地黄30克，玄参10克，白芍12克，牡丹皮9克，黄连9克，黄柏6克，黄芩6克，栀子9克，苍术9克，大黄3克。每日1剂，水煎分早、晚2次服。

（3）肝脾不和证：依据活血化瘀、疏肝健脾的原则，给予血府逐瘀汤加减。处方：牛膝12克，桃仁9克，红花9克，当归12克，川芎9克，赤芍9克，生地黄12克，枳壳9克，柴胡9克，桔梗6克，甘草3克。每日1剂，水煎分早、晚2次服。同时配合服用逍遥丸（成药）。

（4）肝肾阴虚证：依据活血化瘀、滋补肝肾的原则，给予血府逐瘀汤加减。处方：牛膝12克，桃仁9克，红花9克，当归12克，川芎9克，赤芍9克，生地黄12克，枳壳9克，柴胡9克，桔梗6克，甘草3克。每日1剂，水煎分早、晚2次服。同时配合服用六味地黄丸（成药）。

预防和护理

 如何预防化妆品皮肤病?

众所周知，我们国家医疗卫生事业的基本方针是"预防为主"。那么对于化妆品皮肤病，该如何预防呢?

☽ 消费者应根据自身需求，选择合适的化妆品。并且要认真阅读化妆品标识成分，尽可能避开已知的过敏原。

☽ 在化妆品使用之前必须认真阅读说明书，按照其指示正确使用。

☽ 不要轻易更换化妆品。假如消费者使用某种化妆品后发生了皮肤病，即可更换另一品牌的化妆品。如果使用某种化妆品效果良好，则不可轻易更换。具体对某个人来说，最好选用同一系列的化妆品，不要几种化妆品混合使用。

☽ 多次发生化妆品皮肤病的患者，在更换新品牌化妆品前，可将该化妆品做皮肤反复开放性涂抹试验，即将化妆品用手涂抹于上肢前臂内侧，每日2次，连续7日。如果在试验第4天，涂抹处出现红斑、丘疹、轻度瘙痒，表示使用者对此化妆品过敏，可放弃使用，避免化妆品皮肤病的发生。

 如何预防化妆品过敏?

目前化妆品过敏的情况十分常见。我们为了改善自己的形象，有时需要化妆，但是，我们也不应该忽略化妆品的副作用。一方面要尽量少用，不要滥用；另一方面要细心选择，一定要选用质量好、副作用小、适合自己皮肤特点的化妆品。有皮肤过敏史者尤其要小心，一旦发现皮肤有不良反应，就应立即停用相应的化妆品。

另外，化妆品使用和储存不当，也可发生变质。化妆品的主要成分是油脂和水分，是细菌和其他微生物的良好培养基。如果使用或保存不当，很容易导致化妆品的细菌污染、腐败。比如，甘油、多元醇类等保湿成分即可提供细菌等微生物所需的碳元素成分，而蛋白质、氨基酸等主要成分则是微生物最好的氮元素来源。

在使用化妆品期间，开合产品与手指直接接触化妆品的机会可能近百次甚至更多，非常容易感染细菌等微生物。因此必须采取一定的消毒措施，比如在每次使用化妆品前洗手、用75%乙醇擦拭瓶盖等。

 化妆品皮肤病的"元凶"是谁？

近年来，化妆品皮肤病的发病率越来越高，并受到了广泛的关注，那么，引起化妆品皮肤病的"元凶"究竟是谁？

引起化妆品皮肤病的主要因素为化妆品中所含的敏感物质，也称为致敏原。

在所有化妆品当中，以毛发的染料最容易引起过敏反应。在不同部位使用的化妆品中，面部用的各种面霜或面油，虽成分并非强致敏原，但由于使用广泛和使用频度高，也使它成为引起化妆品皮肤病的一个常见原因。

化妆品皮肤病，其常见的致敏原为香料、对苯二胺、松香、羊毛脂等。

 选择化妆品为什么要因人而异？

我们做任何事情，都需要从实际出发。同样，在选择化妆品时也应做到因人、因时而异。人的皮肤主要分油性、中性和干性三种类型。偏干性的皮肤适合应用油包水型的化妆品，否则面部容易干燥脱屑；偏油性的皮肤则应选用水包油型的化妆品，否则就可能会加重面部皮脂溢出，导致痤疮发生。婴幼儿皮肤幼嫩，容易受刺激，以不用化妆品为宜；老年人皮肤干燥、皮脂腺及汗腺萎缩，应当选用油性化妆品，以滋润保护皮肤。总之，选择化妆品时应因人而异、因时而异，否则将事与愿违。

孕妇如何选用化妆品?

孕期，是女性一生当中最特殊的一个时期。一方面，对个人和家庭，它是个美好的时期，因为，它的到来标志着甜美爱情有了结晶，预示着一个新的生命即将诞生。另一方面，它对女性本人来说，又是一个"多事之秋"，一个比较辛苦、比较痛苦的时期。用"痛，并快乐着"这句话，来形容女性的怀孕过程，最为恰当。

孕期，也是女性抗病能力最弱的一个时期，此时期女性容易受到各种疾病的侵袭。其中，化妆品过敏，就是一类容易侵犯孕妇的疾病。

怀孕后，女性就要警惕某些化妆品中包含的有害化学成分。孕妇应该禁用下列化妆品：

（1）染发剂：根据国外医学专家的调查结果，染发剂不仅会引起皮肤癌，而且还会引起乳腺癌，导致胎儿畸形，所以孕妇不宜使用染发剂。

（2）冷烫精：据法国医学专家多年研究，妇女怀孕后，不但头发非常脆弱，而且极易脱落。此时若再用化学冷烫精烫发，更会加剧头发脱落。另外，化学冷烫精还会影响孕妇体内胎儿的正常生长发育，少数妇女还会对其产生过敏反应。因此，孕妇不宜使用化学冷烫精。

（3）口红：口红是由各种油脂、蜡质、颜料和香料等成分组成的。其中油脂通常采用羊毛脂，羊毛脂除了能吸附空气中各种对人体有害的重金属元素，还可能吸附大肠杆菌进入胎儿体内。孕妇涂抹口红后，空气中的一些有害物质就容易被吸附在嘴唇上，并随着唾液侵入体内，使孕妇腹中的胎儿受害。鉴于此，孕妇最好不涂口红，尤其是不要长期涂抹口红。

另外，有些不法商家销售的化妆品，含有铅、汞、砷、铜等对人体有害的元素，部分化妆品含有数量惊人的细菌。因此，请孕妇当心化妆品对本身健康和胎儿的危害。

如何预防烫发过敏?

近年来，许多青年人为了展现自己独特的个性，会将自己的头发烫成各种模样。许多老年人为了使自己显得更年轻，也会选择烫发，让稀薄的头发显得更"丰厚"些。但是，对于烫发引起的过敏问题大家却不能不防。为预防过敏反应，烫发时应注意以下事宜：

☺ 要选择合适的烫发剂，并且在使用前最好做斑贴试验，排除致敏的可能。

☺ 烫发不宜过于频繁，每次之间应至少间隔 1 个月以上。频繁烫发会损害头发的蛋白质结构，使头发容易干燥、分叉，失去光泽。

☺ 严格管控药水量和烫发时间，避免不加节制地选择多种药物，将可能的伤害降至最低。

☺ 孕妇、哺乳期妇女、免疫力低下以及肿瘤患者不应烫发。

 对于化妆品皮肤病患者应如何进行护理?

俗话说："三分治疗，七分护理。"对于化妆品皮肤病患者来说，日常的护理也十分重要。

首先，要叮嘱患者停用所有可疑化妆品，避免日晒、风吹等一切不良刺激。做好面部皮肤护理，保持皮损处于暴露状态，减少摩擦。如果有水疱，疱壁一般不要刺破。保持局部干燥，避免搔抓、热水及肥皂等刺激。在进行面部冷湿敷时，可用湿纱布遮盖双眼，并叮嘱患者闭眼。

其次，还要注意环境的清洁。要严格执行消毒隔离制度，治疗室内保持空气清新，定时开窗通风。每天用紫外线灯照射 60 分钟。治疗室桌椅、门窗、日用品等物品要用 1：200 的"84"消毒液定期进行擦拭消毒。

另外，还要提醒患者注意合理饮食，对患者进行必要的心理疏导工作。

对化妆品皮肤病患者如何进行饮食指导?

对化妆品皮肤病患者来说，合理的饮食有助于疾病的康复。

在饮食方面，化妆品皮肤病患者，应以清淡、易消化食物为宜。多吃富含维生素C的蔬菜和水果，比如苹果、梨、番茄、西瓜、黄瓜、丝瓜、冬瓜、苦瓜等。

尽量避免吃荤腥食物，如各种海鲜制品，羊肉、狗肉等热性食物，限制食用辛辣刺激之品，如烟酒、咖啡、辣椒、葱、蒜等。

鼓励患者多饮水，注意保持大便通畅，促进各种有害物质的排出。

 为什么化妆品皮肤病患者要限制辛辣、荤腥饮食?

通过临床观察，部分医生发现，辛辣刺激性饮食、荤腥生发饮食，可以引发化妆品皮肤病，或者导致患者病情加重。如辣椒、葱、蒜、胡椒、酒、咖啡等，都可以加快人体的新陈代谢，增加体内激素分泌，提高机体的敏感性，使化妆品皮肤病的发病率升高，或者使患者病情加重。

各种肉制品，如羊肉、狗肉等，从中医角度看，属于热性食物，可以刺激表皮毛细血管扩张充血，导致皮肤敏感性增高，使化妆品皮肤病患者病情加重。鱼、虾、螃蟹等属于具有生发作用的食物，本身即可导致过敏反应，也可促发化妆品不良事件。因此要求化妆品皮肤病患者限用这类食物。

10 如何通过护理缓解患者瘙痒症状?

瘙痒是化妆品皮肤病的一个主要症状，除了药物外，医护人员还可以采取合适的护理手段来帮助患者缓解病痛。

☺ 对于瘙痒较敏感的患者，可给予适当的镇静剂，并要注意用药后的效果。

☺ 多与患者沟通，多交流，多倾听，多安慰，多鼓励，建立相互信任的医患、护患关系，给患者以安全感。另外，还要指导患者听轻音乐、广播等，转移其注意力，以缓解化妆品皮肤病带来的痛苦。

 为什么要对患者进行心理护理?

化妆品皮肤病，患者多为中青年女性。因有碍美容，且瘙痒持续，时轻时重，部分患者经久难愈，给患者造成了很大痛苦。

部分患者表现为不知所措，到处求医，以致上当受骗，越治越重。部分患者可发生激素依赖性皮炎，病情迁延不愈。有些患者还会出现焦虑和抑郁情绪，甚至悲观、失望。

所以，对于化妆品皮肤病患者，除了给予积极的药物治疗外，还要进行正确的心理疏导，以帮助患者树立信心、战胜疾病。

 如何指导患者应用化妆品?

化妆品皮肤病，是由化妆品引起的皮肤病。因此，得了此病，应做到以下几点:

♡ 要求患者尽量不用化妆品，或少用化妆品。

♡ 如果必须使用化妆品，建议不要频繁更换化妆品，以避免给皮肤造成更多的伤害。

♡ 如果必须更换化妆品，应先做皮肤测试:可在耳后先试验，没有过敏症状，方可用于面部。当出现过敏症状时，应立即停用所用化妆品，用清水洗脸。

总之，医务人员应给予患者专业性指导，让他们合理使用化妆品，以避免化妆品皮肤病的再次发生。

化妆误区

 过度护肤有哪些具体表现？

在皮肤护理过程中，过度护肤的现象并不少见。通常有下列表现：

（1）化妆品层数太多：涂了隔离霜，再涂防晒霜，再涂 BB 霜等，其实这几项产品成分趋同，仅涂一种防晒、修复产品即可。

（2）使用面膜过于频繁，时间过长：每天都要做面膜，而且时间很长。经常有人敷面膜超过半小时或更久，甚至有人会敷着面膜过夜。

（3）蒸汽喷雾频繁：经常通过蒸汽喷雾补水，但很少使用保湿霜来维持。

（4）去角质操作过于频繁：每周甚至两三天就要光临美容院，进行去角质护理。

（5）未化妆即卸妆：尚未化妆，即用化妆油、卸妆乳，然后再用洁面乳等。

 过度护肤有哪些危害？

近年来，随着社会的快速发展，人们生活节奏加快，精神压力增加，户外活动增多，加上雾霾、噪声、电磁波、日晒等因素，对皮肤的伤害明显增多。因此对现代人来讲，皮肤护理就显得十分重要。但是，任何事情都需要适可而止，过度护肤也会引发一些皮肤问题。比如：

（1）过度保湿让皮肤暗淡无光：在皮肤缺乏弹性、出现细小皱纹时，许多人会认为是皮肤缺水，于是就去选择具有补水作用的护肤产品。其实保湿过度就可能导致皮肤中水饱和度增高，导致毛孔粗大、黑头粉刺出现，并会引起皮肤松弛、缺乏光泽。

（2）过度按摩让皮肤松弛：正确、适度地按摩有助于皮肤保持放松、吸收营养，恢复舒展状态。但是，如果在皮肤上频繁地进行强力按摩，则会拉扯皮肤，导致皮肤松弛。

（3）过度清洁让皮肤很受伤：为了清洁毛孔，有人选用清洁能力过强的化妆品，这样，就有可能破坏皮肤的屏障功能，导致皮肤敏感性增高，受到伤害的概率增加。

（4）过度营养让皮肤出现脂肪粒：皮肤细胞的代谢是有限度的，正常皮肤所用面霜等分量不宜太多，特别是眼周皮肤更是如此。给皮肤补给太多营养，皮肤"消化不良"，就会出现粟丘疹，俗称脂肪粒。

 纯天然、纯植物护肤产品是最安全的吗？

在化妆品市场，总有商家标榜自己的产品是纯天然、无添加或是纯植物的。其实，世界上根本不存在所谓的纯天然或纯植物的化妆品。即便是一款普通的洁面乳或护肤霜，也可能含数十种化学物质。否则，水乳不相融，化妆品就不能成形，更不用说要进行安全保存，或充分发挥功效了。

其实，在这个世界上，越是拼命宣传的东西，就越可能存在"问题"。寻找"真爱"，需要我们睁大眼睛。

 自制面膜效果好吗？

在当代女性群体中，目前十分流行自制面膜。像番茄、香蕉、黄瓜、柠檬等，据说既能够美白、去粉刺，又能去皱纹、补水，既环保成本又低，可以说是美容的不二之选。

其实，在番茄、柠檬等水果内，的确含有维生素C和果酸，只不过右旋维生素C不太稳定，外用也难以吸收起效，而且这些酸性物质本身有一定刺激性，敏感性皮肤的美女千万要谨慎使用。

事实上，各类有机物因为成分复杂，比现代工艺提取或合成的单一活性物质有更多的不确定性。如果真的需要补充维生素C或各类果酸，还是选择靠谱的化妆品品牌，循序渐进，更实惠些。

 补水等于保湿吗？

许多女性觉得自己脸干了就立即进行"补水"，或进行蒸汽喷雾，或用化妆水拍，认为皮肤"喝个水饱"，就能达到保湿的目的。其实补水和保湿完全是两回事儿！

水分在皮肤表面停留时间很短，在蒸发的同时还会将自身水分带走一部分，所以在进行蒸汽喷雾后，常规 30 秒内应该吸干，然后涂上吸水、涵水、锁水的乳或者霜，这样做才能达成保湿的目标。

皮肤科外用药物的经典原则是："干对干、湿对湿、半湿对半干。"不要以为面部皮肤干燥，就用生理盐水或纯净水来湿敷，这样只能会越敷越干。只有皮肤出现明显糜烂、渗出或红肿、灼热的情况下，才可以选择湿敷或冷敷的方法，以达到收敛、降温、收缩血管等作用。

在某种程度上多饮水的确有益于健康。但多饮水对于皮肤保湿来讲，则很可能是"远水不解近渴"。总之，补水是皮肤补水，补水还要留住水分，这才是正理。

 油性皮肤不需要保湿吗？

油和水虽然有着千丝万缕的关系，但却属于两种物质。

油性皮肤的人皮脂腺分泌比较旺盛，容易形成"大油田"，毛囊口堵塞发炎后还容易发生痤疮。为了去除油脂，有许多女性朋友常常会过度清洁，或使用维 A 酸等控油药物，这样就可能影响皮肤的屏障功能。在水分丢失过多时，皮肤局部干燥，反而会反馈性引起更多的皮脂分泌。

因此，油性皮肤也要做好保湿，特别是对于油性敏感皮肤，一定要注意保持水油平衡。

当然，在选择保湿护肤产品时，应尽量选择比较清爽的乳液或膏霜，避免使用过度油腻的以及粉质的护肤产品。

不护肤就是最好的护肤，此话当真？

过度护肤会引发许多问题，不护肤呢，也不行！

基因的作用很强大，天生丽质也是有的。但是环境因素同样不容忽视，经常在户外风吹日晒的人，肯定比室内工作为主的人更容易变老。农村地区生活的女性，多数比城里生活的女性更显"老成"，这也是不争的事实。

在生活中，有些人在20岁时看上去不见得年轻，到了40岁也不怎么显老，甚至更好看了，其中缘由，必要的护肤才是关键。

2012年，美国AAD皮肤科医师协会公布了这样一张照片。在VISIA皮肤检测系统下，一位19岁的姑娘，表皮的基底层已经形成不可逆转的伤害，而这一切可能伴随她走完一生。资深的卡车司机，几十年过去，车窗一侧的皮肤也会比对侧皮肤更显得"粗糙"。

皮肤也是需要坚持日常管理的。护肤不护肤，就是不一样，同样年龄的人，皮肤的状态甚至个人形象也许会"大相径庭"。

 在日常护肤中常有哪些错误认识？

目前，在护肤领域尚存在许多错误的认识和行为，其中常见的有以下几个方面。

（1）相信大品牌：媒体宣传哪个品牌，就用哪个品牌，谁吆喝的声音高，就听谁的。其实，目前一些大品牌引起皮肤损害、添加违禁化学品或激素这样的新闻很多。皮肤养护关键是要适合自己，是个性化，是科学、有序地进行，而不是朝秦暮楚，让自己的皮肤吃"大锅菜"，喝"鸡尾酒"。

（2）过度依赖生活美容：爱美之心人皆有之，可是爱美方式要正确。过度依赖生活美容，觉得自己去做生活美容，皮肤就一定会变美。其实，生活美容是有效的，但它的作用也是有限的。良好的心态、充足的睡眠、合理的饮食、规律的生活，这些都是很重要的。

（3）皮肤问题用化妆品来解决：多数情况下，觉得自己的皮肤只是干燥、脱屑而已，不是皮肤病，就盲目地去网购一些乳霜、面膜来自行处置。

其实皮肤干燥、脱屑是皮肤问题，由皮肤屏障功能受损引起，应该求助于皮肤科医生来解决。

（4）过分相信抗皱产品：觉得抗皱霜可以祛皱，祛痘膏可以祛痘。其实，做医学美容的人都非常清楚，抗皱霜只是外涂，仅具有保湿作用。祛皱属于一种医学美容行为，要想祛皱，只能借助于医学美容，比如肉毒素或激光美容设备等。

（5）洗脸越多越好：有些具有油性皮肤的人，认为洗脸次数越多越好。皮肤出油就去洗脸，洗脸就用热水。其实，过度的清洁不仅不会去除油脂，还会引起水油失衡，甚至导致皮肤屏障功能受损。

（6）天然的就是好的：比如，所谓的鸡蛋面膜、黄瓜面膜、香蕉面膜等，都是天然的。虽然含一些有益的成分，但未必能被皮肤很好吸收。并且，有些人可能对这些植物、动物蛋白过敏，或发生微生物感染。

护肤的核心是保护天然的皮肤屏障。清洁、保湿、防晒，才是护肤的核心内容。

 哪些美白行为会适得其反？

中国人以白为美，许多女性为了拥有白皙滑嫩的皮肤可谓"费尽心机"。不过，许多尝试者非但不能达成美白目标，反而可能适得其反。

（1）睡前不涂护肤产品：部分女性以为在晚上睡前不涂护肤产品，让皮肤"全裸"入眠，会让皮肤得到休整。其实，在夜间皮肤细胞处于兴奋状态，新陈代谢旺盛，正是护肤的黄金时期，此时用护肤产品更能促成美白成果。

（2）晒后即用美白产品：暴晒后皮肤处于缺水状态，十分脆弱敏感，迫切需要补水降温。过早使用美白产品难以达到美白效果，反而会增加皮肤敏感的机会。

（3）混搭使用产品：不同品牌的护肤产品，所含成分和浓度都不相同。不同系列的产品叠加使用，不仅效果不会翻倍，反而可能导致皮肤敏感。只有同一系列的产品，系"一母所生"，配合默契，效果才好。

（4）不爱喝水：女人是水做的骨肉，如果皮肤缺水，怎可能会白嫩水灵？身体缺水会导致血液循环不畅，营养物质的运送和皮肤细胞代谢受阻，此时皮肤就会显得干燥、枯黄。

（5）不注重防晒：紫外线中的 UVA 是皮肤的最大杀手，它能穿透玻璃、云层和水，直接伤害深层次的皮肤细胞，因此，如果不注意防晒，面部就会出现肤色变黑、变黄、长斑等现象。而且防晒要唱"四季歌"，不能"独钟盛夏"。

（6）化妆过浓，卸妆不足：许多女性在出门前喜欢化很浓的妆，并且保持很长时间，皮肤难以畅快呼吸，这样对皮肤伤害非常大。如果不用卸妆油仔细清洗，很容易造成毛孔堵塞。

（7）爱做"夜猫子"：美女都是睡出来的，一个经常晚睡的人别指望能有好肤色。另外，长时间玩手机、电脑等电子产品，其辐射也会伤害皮肤。

10 洗脸有哪些误区？

洗脸，是我们现代人每天都要做的事情。而且对于爱美的女性来说，这个程序还有点复杂。不过在洗脸方面，还存在一些不正确的认识，需要给予提醒。

（1）用热水洗脸清洁更彻底：洗脸时水温的选择很重要。过热的水会对"皮脂膜"造成破坏，导致皮肤松弛、粗糙，毛孔粗大，产生皱纹。而使用较低温度的水，又会使毛孔紧闭，很难彻底清除堆积于面部的皮脂、尘埃等污垢。正确的方法是用 35℃的温水洁面，然后用冷水冲洗。

（2）洗脸后自然风干，有补水作用：由于自然蒸发会使皮肤发凉、血管收缩，反而会造成皮肤干燥、脱屑，容易出现皱纹。所以洗脸后，应立刻使用爽肤水或具有保湿作用的面霜。

（3）洗面奶功能越多，美容效果越好：洗脸是为了清洁皮肤，功能性成分过多，有可能会造成皮肤清洁不彻底，同时因过多吸收而增加皮肤负担。

（4）天热多汗，多洗脸更清洁：正常情况应该是早晚各 1 次。如果长时间户外活动，出汗较多、灰尘较大，可以适当增加 1 次。

（5）使用强效洁面产品才洗得干净：选择清洁用品时，应选择清洁性适中的产品。如清洁过度破坏"皮肤屏障"，则可能造成皮肤干燥、敏感。假如面部出现了红斑、丘疹或脱屑，就很有可能是洁面产品刺激性过强，此时最好改用较为温和的洁面产品。

参考文献

[1] 赵辨．中国临床皮肤病学：第2版［M］．南京：江苏凤凰科学技术出版社，2017，4.

[2] 代涛，赵为民，雷万军，等．皮肤外科学基础与临床：第1版［M］．北京：科学出版社，2018，8.

[3] 郝舒欣，霍本兴，刘悦，等.2005—2014年中国化妆品不良反应监测情况分析［J］．中华皮肤科杂志，2016，49（1）：26-31.

[4] 马黎，谈益妹，程英，等.面部敏感性皮肤化妆品适用性评价方法研究［J］．中国中西医结合皮肤性病学杂志，2018，17（1）：1-5.

敏感性皮肤的人如何进行面部护理？

敏感性皮肤，又称敏感性肌肤、敏感肌，是近年来由皮肤美容界提出的一种新概念。敏感性皮肤的人，其皮肤粗糙而薄，表面极易沾染污物、粉尘，遇到药物、食物、化妆品、动物皮屑及花粉等刺激，常出现丘疹、红斑、脱屑等皮损，同时伴有瘙痒和刺痛症状。

对于敏感性皮肤的人，护肤更需要谨慎小心。敏感性皮肤的人，在护肤时尽量不要用磨砂膏，不要随便使用化妆品。要尽量避免受到外界的不良刺激，如进入有毒气体污染的环境，以及强烈紫外线照射等。另外，敏感性皮肤的人，最好选用单纯的弱油性护肤产品，而且不宜经常更换护肤产品。

哪些食物和药物会增加皮肤的光敏性?

在日常使用的食物和药物中，有些可以增加皮肤的光敏性，需要我们提高警惕。其中包括：

食用的蔬果，如灰菜、紫云英、雪菜、莴苣、茴香、苋菜、荠菜、芹菜、萝卜叶、菠菜、香菜、油菜、无花果、柑橘、柠檬、杧果、菠萝等。另外，螺类、虾类、蟹类、蚌类等海（河）鲜也含有光敏物质。

具有感光性的药物，如磺胺、四环素、吩噻嗪类等。